Le régime anti-rétention d'eau

LINDA LAZARIDES

Le régime anti-rétention d'eau

Traduit de l'anglais par Véronique Skawinska

J'AI LU

Bienêtre

Titre original :
THE WATERFALL DIET

Comment utiliser ce livre

La rétention d'eau a de multiples facteurs déclenchants ou aggravants. Le chapitre 1 vise à déterminer si ce problème vous concerne et les chapitres 2 à 8 contiennent des questionnaires et des informations qui vous permettront de comprendre *pourquoi* vous en souffrez. Pour les uns, le problème résulte directement d'une intolérance à certains aliments ou d'un manque de protéines. Si tel est votre cas, il vous suffira d'éliminer les aliments responsables pour perdre très rapidement du poids, jusqu'à sept kilos la première semaine ! Pour d'autres, les raisons peuvent être plus complexes et impliquer divers systèmes physiologiques mis en évidence par les questionnaires au début de chaque chapitre.

Chacun de ces chapitres explique clairement le fonctionnement d'un des systèmes physiologiques pouvant être impliqués, ce qui peut le perturber et comment il provoque la rétention d'eau. Des cas concrets illustrent le propos. Les encadrés apportent des informations plus détaillées sur certains aspects du sujet développé. Une fois que vous aurez lu les chapitres 1 à 8, répertoriez les facteurs qui vous concernent. Vous aurez besoin de cette liste quand vous entamerez la Phase III du Régime anti-rétention d'eau. Le chapitre 9, le Régime anti-rétention d'eau lui-même, contient les renseignements nécessaires pour corriger les causes de votre problème. Le régime se compose de trois parties : les Phases I et II s'appliquent à tout le monde, quel que soit le type de rétention d'eau, et la Phase III cible votre cas personnel. La mise en route de la Phase I vous permettra d'avoir confirmation de votre problème de rétention d'eau, au cas où le premier questionnaire vous aurait laissé des doutes. Si, grâce à la Phase I, vous perdez le poids et le volume jusqu'ici réfractaires aux régimes basses calories, cela signifie que vous faites probablement de la rétention d'eau, surtout si vous répondez par l'affirmative à un ou plusieurs des questionnaires des chapitres 2 à 8.

Lorsque vous atteindrez la Phase III, vous trouverez page 223 un tableau indiquant la manière d'adapter le régime à votre cas. À ce stade, vous devriez déjà avoir beaucoup dégonflé. La Phase III a pour objectif de vous empêcher de retenir à nouveau de l'eau, tout en vous autorisant une grande variété de plaisirs culinaires.

Note à l'intention des médecins et des diététiciens

La médecine moderne recourt à des traitements symptomatiques – analgésiques, anti-inflammatoires, antidépresseurs et ablation chirurgicale des organes trop douloureux ou déficients – afin de soulager les pathologies chroniques qui handicapent aujourd'hui plus du tiers de la population. En même temps, la diététique ne joue pas le rôle essentiel qu'elle devrait remplir : en effet, dans le cursus médical, son enseignement est très limité, quand elle n'est pas considérée sans relation avec la plupart des maladies.

Ce livre concerne un problème médical extrêmement répandu et souvent désespérant : l'œdème idiopathique. Pour cela, l'ouvrage fait appel à la synthèse des connaissances apportées par de nombreuses disciplines, comprenant la lymphologie, l'immunologie et l'endocrinologie. Il démontre comment une vision globale de l'homme, de sa santé et de son bien-être peut ouvrir de nouveaux horizons au thérapeute.

Bien qu'il utilise une terminologie compréhensible par le grand public, cet ouvrage repose sur des études médicales des plus sérieuses qui ont été publiées dans les journaux scientifiques.

La plupart de vos patientes accueilleront avec enthousiasme ce protocole de traitement contre un surpoids qui ne répond pas aux régimes de contrôle calorique. Si vous m'envoyez une enveloppe timbrée à l'adresse indiquée en fin d'ouvrage, je vous ferai parvenir des modèles de menus – en anglais, hélas ! – que vous pourrez traduire et photocopier à l'intention de vos patientes.

Linda Lazarides

CHAPITRE 1

Faites-vous de la rétention d'eau ?

Imaginer que l'on puisse éliminer jusqu'à sept kilos en quelques jours rien qu'en allant aux toilettes vous semble probablement un rêve irréalisable ! Pourtant, c'est arrivé à de nombreuses personnes, qui ont été enchantées des résultats durables qu'elles ont obtenus.

Depuis quelques années, des scientifiques du monde entier étudient les causes de la rétention d'eau, et leurs découvertes permettent enfin de comprendre comment elle peut modifier notre poids et notre silhouette.

À qui ce livre s'adresse-t-il ?

La rétention d'eau touche à 95 % des femmes, et c'est pourquoi je m'adresse à elles en priorité. Mais les hommes susceptibles de souffrir de ce problème peuvent parfaitement appliquer les principes de ce livre.

Si vous répondez oui à au moins deux des questions du test suivant, il est fort probable que vous soyez, vous aussi, en mesure de perdre du poids sans effort !

Test : Faites-vous de la rétention d'eau ?

- Avez-vous sérieusement essayé de maigrir en utilisant les méthodes classiques, sans réussir à descendre au-dessous d'un certain poids, même en persévérant pendant des mois ou des années ?

- Pressez fermement un ongle dans la pulpe de votre pouce. Laisse-t-il une marque plus de deux secondes ?

- Appuyez le bout de l'index à l'intérieur de votre tibia. Laisse-t-il un creux ?

- Vos chevilles enflent-elles parfois ?

- Avez-vous changé de pointure de chaussures ?

- Vos bagues sont-elles devenues trop petites ?

- Votre ventre est-il souvent tendu et gonflé ?

- Éprouvez-vous souvent des douleurs aux seins ?

- Votre poids varie-t-il parfois de quelques kilos en l'espace de vingt-quatre heures ?

Pourquoi les régimes amaigrissants échouent-ils si souvent ?

Aujourd'hui, la plupart des spécialistes de l'amincissement ne nous proposent guère que des régimes « amaigrissants ». Ces régimes reposent sur l'idée que tout excès pondéral correspond à un surplus de graisse, et qu'il dépend simplement de l'équilibre entre les calories que nous consommons et celles que nous dépensons. Mais le corps humain est un organisme extrêmement complexe qui mérite que l'on se pose bien d'autres questions. Par exemple :

- Votre métabolisme est-il rapide ou lent ?

- Quel rôle les hormones jouent-elles sur votre poids ?

- Est-ce que vous mangez comme un moineau et courez des heures chaque semaine sans perdre un gramme pour autant ?

Et, cependant, les diététiciens n'en démordront pas et vous inciteront toujours à restreindre vos rations et à faire du sport. Conséquence : quantité de femmes ne perdent pas de poids et se voient accusées de ne pas y mettre assez de volonté ou de persévérance alors qu'elles ont déployé des efforts surhumains. Des dizaines d'entre elles sont venues me consulter, au bord des larmes, déchirées entre la culpabilité désespérante de ne pas pouvoir moins manger et la colère envers un nutritionniste qui refusait de croire qu'elles suivaient leur régime à la lettre. « Mon médecin m'accuse de me bourrer de chocolat et de refuser de l'admettre » est une phrase que j'ai trop souvent entendue...

Si vous êtes victime de ce problème, vous connaissez la frustration qu'on éprouve lorsqu'on dépense des fortunes en cours de gym, qu'on est constamment déprimé par un régime mettant à l'index ses mets favoris, qu'on se lève aux aurores pour faire un jogging avant d'aller au bureau pour ensuite se faire traiter de menteuse parce qu'en dépit de tous ces efforts l'aiguille de la balance reste désespérément immobile ou oscille du mauvais côté.

Si cette histoire ressemble à la vôtre, cela signifie tout simplement que votre surpoids n'est pas dû à un excès de graisse.

Que sont les graisses corporelles ?

Les graisses corporelles correspondent à des réserves d'énergie. Comme vous le savez, l'énergie alimentaire se mesure en calories. Les calories que nous absorbons dans la nourriture mais que nous ne dépensons pas sont stockées sous forme de graisses corporelles. Donc, si nous réduisons notre consommation calorique à un niveau tel qu'elle ne suffit plus à fournir l'énergie nécessaire à notre activité physique normale, nous puisons dans nos réserves et nous commençons à éliminer des graisses. Si, dans le même temps, nous augmentons nos dépenses énergétiques en faisant de l'exercice, les graisses emmagasinées sont éliminées plus vite. Aussi suffit-il d'appliquer à la lettre les lois de la science pour qu'il devienne évident que, si un régime basses calories ne parvient pas à vous faire maigrir, c'est tout simplement parce que votre surpoids ne résulte pas d'un excès de graisses !

Un déséquilibre hormonal

Parfois, bien sûr, la responsabilité en incombe aux hormones. Par exemple, lorsqu'une insuffisance thyroïdienne ralentit le métabolisme, les graisses s'accumulent et sont brûlées plus difficilement. Pour savoir si c'est votre cas, votre médecin peut vous prescrire des analyses et, si nécessaire, des médicaments destinés à pallier cette déficience.

Le rôle de l'eau

L'eau est un facteur qui est rarement pris en compte dans un programme amaigrissant. Mais savez-vous qu'elle représente 50 à 60 % de votre poids ?

Cette eau se trouve à l'intérieur et à l'extérieur de nos cellules. C'est le composant principal du sang, celui qui transporte dans tout l'organisme les cellules sanguines et d'importants nutriments dissous pour être utilisés par les glandes, les os et les muscles. Même nos organes et nos muscles sont essentiellement formés d'eau.

Pour conserver ses liquides à un niveau constant, notre organisme a recours à un système complexe d'hormones et de substances comparables à des hormones, qu'on appelle les prostaglandines, et ce système agit sur les reins. Normalement, si l'on boit davantage que d'habitude, l'on ne pèsera pas plus lourd pour autant car les reins seront rapidement stimulés afin d'éliminer l'excès en urine. De même, si l'on ne boit pas suffisamment, le corps gardera ses précieux liquides et l'on urinera moins.

Mais que se passe-t-il si le système se dérègle et que les liquides s'accumulent au lieu d'être éliminés ? En l'absence de symptômes graves, il est fort probable qu'une rétention d'eau modérée – entre deux et neuf kilos de surpoids – ne sera pas diagnostiquée comme telle. Vous-même et votre médecin mettrez ces rondeurs indésirables sur le compte d'une alimentation trop riche et d'une existence trop sédentaire.

Comment et où les liquides s'accumulent-ils ?

S'il vous est très difficile d'atteindre un poids idéal et si votre médecin n'est pas en mesure d'expliquer cette résistance, on peut supposer que vos mécanismes d'équilibre liquidien sont déréglés et que vous n'éliminez pas suffisamment d'eau. « Faire de la rétention d'eau » signifie qu'au lieu de comporter de 50 à 60 % d'eau, votre corps en contient 65 % ou plus. Le terme « rétention d'eau » est une image simplifiée pour qualifier la fixation dans l'organisme de liquides (dont nous étudierons plus loin la composition).

On pense que la rétention d'eau résulte de variations de la pression sanguine à l'intérieur des capillaires – les plus petits vaisseaux sanguins – ou de la perméabilité de leurs parois. Ces modifications provoquent des fuites vers les tissus environnants, où le liquide s'accumule, dans les espaces interstitiels au lieu d'être transporté par les veines et finalement conduit par les reins vers la vessie, en compagnie de résidus organiques.

Si la rétention d'eau est si difficile à diagnostiquer, c'est parce que la plupart des tissus sont capables de retenir des volumes variables d'eau sans que cela semble anormal. Par exemple, un excès de liquide peut vous donner l'impression d'avoir un gros ventre. Quand vous en pincez la peau, vous sentez qu'il est recouvert d'une couche de graisse et vous en concluez que cette graisse est responsable de votre « petit bedon ». Mais, souvent, il vous suffira d'éliminer de l'eau pour voir votre ventre dégonfler et s'aplatir très vite, et comprendre qu'il n'avait pas accumulé plus de graisses que le reste de votre corps. (Bien sûr, un ventre mou et relâché à cause d'un manque d'exercice peut aussi sembler trop gros. Un bon tonus musculaire est essentiel pour avoir une silhouette harmonieuse.)

La littérature médicale indique clairement que les pathologies suivantes provoquent des altérations des capillaires qui peuvent conduire à une rétention d'eau :

- Cirrhose
- Insuffisance cardiaque ou rénale
- Sécrétion d'histamine (souvent d'origine allergique)
- Obstruction du système lymphatique
- Dénutrition
- Thrombose

Mais bien d'autres facteurs moins évidents et moins graves, comme la rétention de sodium, certains déséquilibres hormonaux ainsi que des déficits en vitamines ou minéraux, peuvent favoriser la rétention d'eau, et nous les envisagerons dans les chapitres 2 à 8. Il est également possible que des fluides s'accumulent dans des cavités à l'intérieur du corps, en particulier dans l'abdomen, qui contient les organes digestifs et les intestins.

Êtes-vous sujette à la rétention d'eau ?

Quels sont les risques de voir se dérégler son équilibre liquidien ? Et comment saurez-vous si le vôtre est déréglé ?

Étant donné que l'eau est répartie dans tout le corps, il est difficile de savoir dans quelle mesure elle contribue à un excès de poids. Même votre médecin butera sur le problème. Pour diagnostiquer un œdème sévère, les médecins pressent le bout du doigt sur la face interne du tibia. S'il laisse une dépression, cela montre que le patient fait une rétention d'eau importante. Des pieds ou des chevilles enflées sont aussi un signe, car le liquide en excès a tendance à s'accumuler dans les membres inférieurs. Parfois, le ventre devient tendu et ballonné (comme dans la rétention d'eau prémenstruelle) ou le visage bouffi. Cependant, vous pouvez faire de la rétention d'eau sans montrer aucun de ces symptômes. En revanche, des variations de poids soudaines et ponctuelles sont un signe certain de rétention d'eau car les graisses mettent beaucoup plus longtemps à être stockées : seule l'eau est capable de se fixer si rapidement dans l'organisme.

Les solutions : recommandations et interdits

Avant tout, si vous pensez que vous faites de la rétention d'eau, ne cessez pas de boire, sous peine d'empêcher vos reins de filtrer tous les déchets métaboliques qui circulent dans votre sang. Au lieu de se résoudre, le problème risquerait même de s'aggraver : votre corps se mettrait à retenir de l'eau afin de dissoudre ces résidus toxiques, comme nous le verrons dans le chapitre 6.

La meilleure des boissons est l'eau. Les pires sont le café, le thé et l'alcool, qui exercent un effet diurétique. Un diurétique est une substance qui stimule l'élimination naturelle, mais, à long terme, ce processus, qui provoque la déshydratation, risque d'encourager la rétention d'eau car l'organisme met toujours en place des mécanismes de compensation. C'est la raison pour laquelle les diurétiques médicamenteux ou même à base de plantes doivent être employés avec d'infinies précautions.

L'alcool, en particulier, risque de fortement vous déshydrater. Il inhibe l'action de l'hormone antidiurétique qui a pour rôle de ralentir l'élimination rénale dès que le niveau des liquides organiques est trop bas. Aussi, si vous buvez de l'alcool, vous continuerez à uriner même lorsque ce ne sera plus nécessaire. Savez-vous que le meilleur moyen d'échapper à la déshydratation et à la gueule de bois consiste à avaler un demi-litre d'eau avant de se coucher ?

Comme pour tous les problèmes de santé, le traitement de la rétention d'eau dépend de son origine. Pour la première fois, ce livre va vous permettre d'en découvrir toutes les causes possibles et, partant, de suivre, en fonction de votre cas, les principes diététiques simples expliqués au chapitre 9. Vous pourrez alors vraiment éliminer vos kilos en trop en l'espace de quelques jours.

Quelques informations sur l'eau

L'eau est la substance la plus abondante dans l'organisme. Elle se trouve à l'intérieur comme à l'extérieur des cellules, et elle circule dans le sang et tous les liquides organiques. L'eau est absolument vitale. Sous un climat tempéré, un adulte peut survivre une dizaine de jours sans boire (cinq jours pour un enfant). Parce que l'organisme est sérieusement affecté par la perte de seulement 10 % de ses liquides, il cherche à maintenir en permanence son équilibre hydrique : la soif survient dès qu'on commence à être déshydraté. On reconnaît une déshydratation à ses premiers signes : urines foncées, yeux qui s'enfoncent, dessèchement de la peau, fatigue, étourdissements, confusion mentale, et enfin syncope.

Quel est le rôle de l'eau ?
L'eau est un composant essentiel de toutes les cellules vivantes. Parce qu'ils sont dissous dans l'eau, de nombreuses vitamines, les sels minéraux et d'autres substances essentielles, autant que les toxines et les résidus du métabolisme cellulaire, sont transportés vers les organes qui en ont

besoin ou qui sont chargés de les éliminer. L'eau contribue aussi à contrôler la température du corps, qui, en transpirant, rafraîchit la peau.

L'eau est également utilisée pour produire la salive ainsi que les sucs digestifs. Pour assurer ces sécrétions, sept à neuf litres d'eau sont ainsi extraits chaque jour de nos tissus. À la fin de la digestion, l'eau est réabsorbée et retourne vers les tissus. Contrairement à une croyance répandue, il n'est pas nécessaire de boire pendant les repas pour « faire descendre » la nourriture. Au contraire, il est préférable de ne pas trop diluer les sucs digestifs.

Où puisons-nous notre eau ?

L'eau ne provient pas seulement des boissons : un litre par jour environ est apporté par les aliments solides. Des fruits, des crudités et certains légumes peuvent contenir jusqu'à 95 % d'eau. La viande, elle-même, se compose de 50 % d'eau et le poisson en recèle 70 % une fois cuit. Le pain et le fromage en cachent respectivement 35 % et 40 %. Il suffit de les laisser sécher pour voir combien ils se rétractent ! Les fruits secs se composent encore de 20 % d'eau.

Notre organisme synthétise chaque jour plus de 100 g d'eau. Cette eau métabolique est dégagée lors de la transformation de la nourriture en énergie. Pour 100 kilocalories consommées, le corps produit environ une cuillerée à soupe d'eau. Cette transformation s'opère même à partir d'aliments secs, et elle n'a rien à voir avec l'eau contenue dans les aliments.

Quels sont nos besoins en eau ?

Le corps élimine l'eau sous forme d'urine, de sueur, de selles et de vapeur pendant la respiration. Une transpiration abondante peut en rejeter plusieurs litres par jour. Dans des circonstances normales, le seul fait de respirer compte pour un quart de litre chaque jour.

La plus grande partie de l'eau est excrétée dans les urines ; aussi est-il capital de boire suffisamment afin de permettre le travail des reins. Si vos urines sont trop sombres, cela signifie que les toxines sont trop concentrées et que vous ne buvez pas assez. Les biologistes estiment qu'il faut boire au moins un litre et demi par jour, et davantage si les pertes sont importantes, par exemple en cas d'allaitement, de diarrhée ou de forte transpiration. Il est préférable de boire cette quantité même si vous ne ressentez pas la soif car, lorsque celle-ci se manifeste, le processus de déshydratation est déjà enclenché. Les personnes âgées, en particulier, tardent à ressentir la soif.

L'eau est la meilleure des boissons. Buvez-la pure ou utilisez-la pour diluer des soupes ou des jus de fruits. Un mélange d'eau gazeuse naturelle peu sodée et de jus de fruits est bien préférable à une boisson industrielle, qui contient toujours du sodium, du sucre et des produits chimiques. En plus, c'est absolument délicieux ! Des tisanes d'églantier, de cassis, de fenouil ou de camomille – sans sucre – sont tout à fait indiquées et peuvent être savourées chaudes ou froides.

L'eau et la fausse perte de poids

L'eau, qui compte pour plusieurs kilos de poids corporel, est perdue en priorité au début d'un régime basses calories. Les deux premiers jours, alors que l'organisme utilise le sucre – le glycogène – qui est stocké dans les muscles et le foie avec trois fois son poids d'eau, on élimine celle-ci par les urines. Trop souvent, on croit avoir maigri et on arrête le régime. Cet effet est en partie responsable du phénomène de Yo-Yo qui finit par conduire à un surpoids réfractaire.

Si vous avez déjà essayé ce type de régime sur une courte période, vous savez combien il est décevant de reprendre les kilos perdus dès que l'on reprend une alimentation normale et que l'organisme reconstitue ses réserves de glycogène.

CHAPITRE 2

La rétention d'eau allergique

Vos aliments favoris risquent de vous transformer en éponge

L'une des causes les plus répandues de la rétention d'eau est l'intolérance alimentaire – une sorte d'allergie –, un problème qui se traduit par une tendance à pomper de l'eau comme une éponge dès qu'on mange certains aliments. Et si l'on consomme ces aliments plusieurs fois par jour, ce qui est souvent le cas, l'organisme n'est plus capable d'éliminer l'excès de liquide.

Ce chapitre explique les méfaits de ces intolérances et la manière dont elles surviennent. Vous verrez dans le chapitre 9 comment détecter les produits qui vous nuisent et les remplacer dans vos menus par des ingrédients adéquats.

Une expérience personnelle :
Marjorie a perdu sept kilos en une semaine.

À 48 ans, Marjorie dirigeait une maison de retraite. Bien qu'elle suivît un régime hypocalorique strict et qu'elle fût debout de 7 heures à 21 heures à courir d'un pensionnaire à l'autre, son poids restait bloqué à quatre-vingts kilos. Pire encore, il grimpait insidieusement alors qu'elle se nourrissait de salade, d'une maigre portion de viande grillée ou de poisson et de quelques biscottes.

Pour dépister les causes de son problème, je demandai à Marjorie si elle avait jamais souffert de symptômes récurrents, tels que le manque d'énergie, un syndrome prémenstruel, des douleurs articulaires ou des maux de tête. Or il se trouve que, comme elle souffrait des genoux, elle prenait chaque jour des analgésiques.

Quand j'ai examiné les genoux de Marjorie, je me suis aperçu qu'ils étaient assez enflés. J'ai eu la certitude qu'elle ne souffrait pas d'arthrite mais d'une intolérance alimentaire qui la faisait gonfler, rendant ses genoux raides et douloureux. Je lui ai conseillé le Régime anti-rétention d'eau. Quelques jours plus tard, elle m'appelait tout excitée : « J'ai éliminé des litres d'eau et mes vêtements sont devenus si larges qu'ils pendent de partout ! » La première semaine, Marjorie perdit près de sept kilos. Deux semaines plus tard, elle revint me voir, émerveillée : « J'ai encore perdu quatre kilos. Les douleurs dans mes genoux se sont envolées et je me sens si pleine d'énergie. »

Marjorie perdit en tout onze kilos pendant la Phase I du Régime anti-rétention d'eau et, à vrai dire, il me fut très difficile de la convaincre de l'arrêter. Elle acheta des vêtements neufs, se mit à faire de l'exercice et elle commença à prendre soin de son apparence. Au bout de quelques mois, elle avait rajeuni de dix ans.

Test : Faites-vous une intolérance à la nourriture et vos intestins sont-ils trop perméables ?

• Votre poids peut-il varier d'un kilo dans la même journée ?

• A-t-on diagnostiqué chez vous une allergie quelconque ?

• Souffrez-vous souvent de maux de tête ou de migraines ?

• Vos doigts ou vos genoux sont-ils souvent enflés ou douloureux ?

• Votre nez ou vos sinus sont-ils souvent congestionnés ou bien êtes-vous sujette à l'asthme ou au rhume des foins ?

• Avez-vous de l'eczéma ou des irritations cutanées ?

• Vous sentez-vous souvent ballonnée (surtout après un repas) ou êtes-vous sujette aux diarrhées ?

• Souffrez-vous de colite ?

Vos réponses

• Si vous avez répondu oui à au moins deux questions, il est fort probable que vous souffriez d'intolérance alimentaire.

• Si vous avez répondu oui à la première question, votre problème de poids est sans doute causé par une rétention d'eau allergique.

Comment des aliments courants peuvent-ils provoquer une rétention d'eau ?

Bien que la plupart des médecins refusent encore d'admettre que les aliments puissent exercer ce genre d'influence, certains chercheurs ont sérieusement étudié le phénomène. Le Dr Gilbert Lagrue, spécialiste des reins, qui exerçait à l'hôpital Henri-Mondor de Créteil, a observé que, bien souvent, un simple cas d'allergie alimentaire peut être confondu avec une pathologie grave – nommée syndrome néphrétique – qui occasionne une rétention d'eau sévère résultant d'une insuffisance rénale. Ses recherches ont montré que certaines personnes peuvent réagir si violemment à certains aliments que leurs reins se comportent comme s'ils étaient atteints par cette maladie. Les patients chez qui le Dr Lagrue a relevé cette hypersensibilité ont pu être guéris d'un trouble qui avait été auparavant diagnostiqué comme le syndrome néphrétique, en supprimant certains aliments tels que le lait de vache, le porc, le bœuf, les œufs et le blé. Le médecin s'est aperçu que la plupart de ces malades étaient allergiques à plusieurs aliments et que ces aliments variaient d'une personne à l'autre.

Il semblerait que la rétention d'eau de Marjorie et des personnes dans son cas soit une forme atténuée de l'allergie alimentaire décrite par le Dr Lagrue. Chez elle, il s'agissait du blé et de la levure. Ces aliments perturbaient son organisme au point d'inhiber les fonctions éliminatrices de son système circulatoire et de ses reins.

La rétention d'eau est sans nul doute le symptôme d'intolérance aux aliments que j'ai rencontré le plus souvent dans ma carrière de nutritionniste.

Quelles sont les causes de l'intolérance alimentaire ?

Les problèmes de Marjorie sont apparus vers la quarantaine. Jusque-là, elle n'avait eu aucun souci de poids, ne souffrait pas des genoux et ne se sentait guère fatiguée par son travail. De nombreux patients m'ont dit ne pas comprendre comment une intolérance alimentaire peut se manifester brusquement. L'explication en est simple. La plupart des spécialistes s'accordent à reconnaître que ce problème est provoqué par une altération de la paroi intestinale, qui laisse passer dans le courant sanguin des particules d'aliments non digérés. Ces particules qui ne devraient pas se trouver dans le sang sont à l'origine des réactions immunitaires qui déclenchent les symptômes. Et l'altération de la paroi de l'intestin résulte d'une irritation constante de sa muqueuse.

Le cercle vicieux de l'irritation intestinale

Qu'est-ce qui peut bien irriter l'intestin ? Avec l'âge, nos sucs digestifs deviennent moins puissants, et en particulier l'estomac risque de sécréter moins d'acide. En fait, 40 % des personnes âgées souffrent d'une lenteur digestive due à une sécrétion insuffisante de suc gastrique. Sachant qu'une dose adéquate de cet acide est nécessaire pour déclencher le reste du processus digestif, on comprend bien comment certaines personnes peuvent se retrouver avec des aliments mal digérés dans l'intestin grêle et le côlon, ce qui provoque irritation et inflammation.

L'organisme est incapable d'utiliser les aliments avant qu'ils n'aient été réduits en ces nutriments élémentaires que sont les sucres, les acides aminés et les acides gras. La muqueuse de l'intestin – normalement destinée à ne laisser passer dans le sang que ces microéléments, l'eau, les vitamines, les minéraux et les enzymes – devrait agir comme une barrière étanche aux aliments non digérés et à d'autres substances agressives. Mais si elle est constamment irritée, cette muqueuse devient poreuse et commence à déverser des particules alimentaires et des micro-organismes toxiques dans le sang.

Le système immunitaire prend alors ces particules alimentaires pour cible et les traite comme des agresseurs. C'est pourquoi une intolérance alimentaire déclenche des symptômes similaires à ceux que provoque le système immunitaire lorsqu'il lutte contre des agents infectieux :

- Démangeaisons
- Gonflements
- Douleurs articulaires
- Maux de tête
- Sécrétions de mucus

- Nez bouché
- Fatigue
- Syndrome grippal
- Diarrhée

Si vous souffrez d'une rétention d'eau d'origine allergique, vous éprouvez sans doute, comme Marjorie, un ou plusieurs de ces symptômes.

Certaines personnes deviennent intolérantes à un aliment à la suite d'un stress important. Le stress, qui est très perturbant pour la digestion, peut suffire à enclencher le cercle vicieux : mauvaise digestion → irritation et lésion de l'intestin → intestin perméable et réactions immunitaires → symptômes allergiques et rétention d'eau.

L'encadré de la page 34 vous explique en détail le mécanisme allergique. C'est un cercle vicieux parce que, si votre intestin est abîmé, il ne parviendra pas non plus à absorber les nutriments correctement digérés et vous risquez certains déficits nutritionnels. En outre, des glucides mal dégradés ou inabsorbés peuvent devenir la proie de levures et de bactéries acidifiantes qui résident dans le côlon. Si ces micro-organismes sont trop bien nourris, ils risquent de se multiplier de manière anarchique et d'envahir l'intestin grêle. Leur présence deviendra une cause supplémentaire d'irritation.

Les aliments courants

Si vous êtes victime d'une intolérance alimentaire, elle concerne sans doute un aliment que vous consommez fréquemment, comme le blé (que renferment le pain, les biscottes, les pâtes, la farine, les gâteaux, les biscuits, certaines sauces et aliments industriels, etc.), les œufs ou les produits laitiers. La plupart des experts en nutrition pensent que nous avons tendance à nous sensibiliser aux aliments que nous consommons le plus souvent car notre système immunitaire, sollicité à outrance, y réagit de plus en plus. Une personne allergique aux fruits de mer le sait parce que, comme elle n'en mange pas chaque jour, il lui est facile d'établir la relation de cause à effet avec les symptômes qu'ils déclenchent. Mais si vous êtes allergique à un aliment que vous consommez quotidiennement, même en petite quantité ou caché – comme l'œuf dans une pâtisserie ou une sauce –, vos symptômes deviennent quasiment constants ou bien ils apparaissent et disparaissent comme par hasard sans vous permettre de les relier à une cause bien définie.

Une femme que je soignais souffrait de migraines uniquement lorsqu'elle était stressée. Cependant, dès qu'elle a commencé à suivre le Régime anti-rétention d'eau, ses maux de tête ne sont plus jamais réapparus, même en période de tension. Les Phases I et II avaient permis de diagnostiquer une intolérance au lait et aux produits laitiers et il lui a suffi d'éviter ces aliments pour échapper à ces symptômes.

Les intolérances multiples

Il arrive qu'une personne souffrant d'intolérance alimentaire réagisse à différents aliments. Ce syndrome d'allergie multiple révèle une atteinte importante de la muqueuse intestinale, et sans doute aussi de la fonction hépatique. La muqueuse abîmée autorise le passage de toxines dans le sang, comme celles produites par les bactéries de l'intestin. Le foie, qui est notre grande station d'épuration, doit assurer un surcroît de travail et ses enzymes détoxifiantes risquent d'être débordées. Dans ce cas, la personne allergique peut commencer à se sentir mal non pas juste après avoir mangé mais après avoir inhalé des vapeurs toxiques telles que les gaz d'échappement, des parfums chimiques, des désodorisants ou des produits d'entretien.

Le Dr Lagrue indique que la plupart de ses patients souffrant d'un dysfonctionnement rénal d'origine allergique et de la rétention d'eau qui s'ensuit manifestent des intolérances multiples associant des aliments et des gaz toxiques.

Les antibiotiques

Les bactéries acidifiantes que nous venons d'évoquer prolifèrent souvent chez les personnes qui ont suivi un traitement antibiotique. Dans les intestins vivent des colonies de micro-organismes qui composent la flore intestinale. Certains sécrètent un bon nombre d'acides et de toxines potentiellement irritants et sont contrôlés par des germes bienfaisants comme l'acidophilus et le bifidus, que l'on trouve aussi dans le yaourt. Quand on prend des antibiotiques, les bactéries bienfaisantes sont détruites en même temps que les microbes et ne peuvent plus assurer cette fonction. Elles finissent par se reconstituer, mais si l'on a suivi des traitements de longue durée ou répétés, les intestins sont peu à peu colonisés par des germes résistants aux antibiotiques et dont il devient très difficile de se débarrasser. Ces micro-organismes, germes, levures ou bactéries, comme le *Candida albicans* ou les *Saccharomyces*, ne répondent pas aux antibiotiques.

Ce cas est très fréquent et, si vous pensez que c'est le vôtre, vous aurez besoin, outre le Régime anti-rétention d'eau, de reconstituer votre flore intestinale à l'aide de yaourts et de compléments nutritionnels. Cela vous aidera à cicatriser votre intestin et à prévenir le développement d'autres intolérances ou allergies.

La Phase I du Régime anti-rétention d'eau vise à supprimer tous les aliments susceptibles de provoquer une rétention d'eau de type allergique. Si vous perdez rapidement du poids pendant cette première phase, tout porte à croire que vous souffrez bien d'une intolérance ou d'une allergie. La Phase II vous permettra de vous tester afin de déterminer les aliments responsables de vos allergies et de les éliminer lorsque vous entamerez la Phase III. Afin de traiter un intestin poreux, vous devrez cependant consulter un médecin nutritionniste ou un gastro-entérologue.

Une expérience personnelle : John avait de l'acné.

John souffrait d'une acné si grave que son médecin avait fini par lui prescrire six mois d'antibiotiques. Au bout de deux mois, John se rendit compte qu'il avait des gaz plus souvent que d'habitude, mais il n'y prêta pas attention. Pourtant, cette réaction était le signe que ses intestins n'absorbaient pas correctement la nourriture et qu'ils étaient irrités et enflammés.

Un an plus tard, John commença à avoir des problèmes de sinus et le nez bouché. Il se sentait ballonné et avait des difficultés à se tirer du lit le matin, ce qui ne lui était jamais arrivé. Bien qu'il n'ait que 35 ans, il mit ces troubles sur le compte de l'âge. Il ne s'inquiéta guère jusqu'à ce qu'il prenne conscience qu'il en était arrivé à dormir dix heures par nuit pour se réveiller fatigué. Quand son médecin lui dit qu'il n'avait « rien du tout », il décida d'aller consulter un naturopathe spécialiste du syndrome de fatigue chronique.

On décela dans ses analyses d'urine une substance présente uniquement en cas d'infection fongique des intestins. Pour l'en débarrasser, on lui conseilla un régime spécial accompagné de plantes médicinales et de compléments alimentaires destinés à contrôler les germes et à cicatriser sa muqueuse intestinale. Son problème de sinus, qui ne survenait que lorsqu'il mangeait des laitages, disparut rapidement et, au bout de six mois, il avait retrouvé toute son énergie. Sa fatigue était provoquée par les toxines que sécrétaient les levures et que son intestin laissait passer dans sa circulation sanguine.

Le mécanisme allergique

Les nutritionnistes estiment qu'un tiers des Occidentaux souffrent d'intolérances alimentaires. Leurs symptômes ne sont pas liés à l'aliment lui-même mais à la réactivité de chaque individu. Ainsi, tout aliment est susceptible de provoquer une centaine de symptômes différents. Chez certains, le blé peut déclencher des maux de tête ou une colite ; chez d'autres, ce seront les produits laitiers ou les œufs qui provoqueront des éruptions cutanées ou des crises d'asthme. On distingue deux sortes d'allergies : l'allergie classique et les réactions d'intolérance ou de sensibilisation.

L'allergie classique provoque rapidement des symptômes, qui sont en général mis en évidence par une réaction de la peau lorsqu'on y injecte la substance incriminée (ce sont les tests d'allergie). Le rhume des foins, la maladie cœliaque (qui se traduit par des diarrhées après avoir consommé de la farine ou des céréales) et les crises d'asthme déclenchées par les poils d'animaux ou les acariens sont des allergies classiques. Le choc anaphylactique, pendant lequel la tension artérielle chute à un niveau alarmant, est une réaction d'allergie classique qui est parfois mortelle.

Les réactions d'intolérance ou de sensibilisation surviennent souvent longtemps après l'absorption de l'allergène et elles peuvent être intermittentes ou chroniques. Bien qu'elles impliquent aussi une sécrétion d'histamine par le système immunitaire, un test d'allergie cutanée peut être négatif car elles sollicitent d'autres anticorps que l'allergie classique. Leurs symptômes comprennent la migraine, la colite, des douleurs articulaires, la fatigue chronique et la rétention d'eau. Comme nous l'avons expliqué page 27, on pense que les réactions d'intolérance aux aliments sont dues à la combinaison d'une digestion insuffisante et d'une paroi intestinale poreuse. Quand des protéines à moitié digérées et devenues des peptides passent de l'intestin dans le flux sanguin, le système immunitaire répond en leur attachant des anticorps appelés immunoglobulines. Et lorsque ces composés peptides-anticorps entrent en contact avec les globules blancs producteurs d'histamine, ils stimulent cette production.

L'histamine et la rétention d'eau. L'histamine est la substance chimique responsable des symptômes que subissent les allergiques, y compris la rétention d'eau. Si vous avez eu le rhume des foins ou si vous avez été piquée par un insecte, vous connaissez certains de ses effets. L'histamine dilate les vaisseaux capillaires, ce qui provoque le rougissement de la peau, des gonflements et des irritations, mais aussi la constriction des bronches et l'asthme. Sous l'effet de l'histamine, les capillaires deviennent perméables et laissent fuir du plasma dans les tissus environnants afin que des lymphocytes puissent atteindre les allergènes et les neutraliser. Si le processus se répète plusieurs fois par jour, les tissus n'ont pas l'occasion de rejeter ce liquide. Parfois, quelques heures de jeûne (la nuit, par exemple) suffisent pour éliminer le liquide retenu. Vous arrive-t-il de vous lever plusieurs fois dans la nuit pour uriner et de vous réveiller pesant un ou deux kilos de moins ? Ne cherchez pas plus loin l'explication de ce phénomène.

Les tests d'allergie. Si un médecin soupçonne une allergie, il va probablement procéder à des tests par scarification, timbre ou injection destinés à mettre la substance à tester en contact avec le derme. Ces tests sont efficaces pour dépister des allergènes comme le pollen, qui provoque une réaction de la peau ou des muqueuses nasales, mais ils ne sont pas fiables pour les intolérances alimentaires.

Les laboratoires proposent des tests sanguins grâce auxquels les allergies sont identifiées en observant la réaction des cellules sanguines en présence de certains aliments. Mais cette méthode n'est pas non plus très probante dans la mesure où, dans la réalité physiologique, les aliments non digérés ne sont jamais en contact direct avec le sang.

Le Régime anti-rétention d'eau offre une méthode de test extrêmement précise pour mettre en évidence les intolérances alimentaires : en jargon technique, on l'appelle la méthode de suppression et d'exposition. Plus de 90 % des allergiques seront en mesure d'identifier les aliments problématiques s'ils en suivent attentivement la procédure.

Si vous pensez avoir des intolérances multiples, il serait préférable de consulter un médecin nutritionniste. Ce spécialiste vous aidera à améliorer vos capacités digestives, à réduire l'irritation de vos intestins et à réparer les lésions qui en résultent.

CHAPITRE 3

Les protéines aident à éliminer l'eau

En consommez-vous suffisamment ?

Une alimentation déficitaire en protéines peut provoquer la rétention d'eau. Nous avons tous vu des photos d'enfants du tiers-monde avec leur gros ventre gonflé et des membres squelettiques. Cet état est qualifié de « malnutrition énergétique et protéique », ce qui signifie qu'ils ne mangent pas assez de protéines ni de calories. L'insuffisance en protéines dans l'alimentation de ces enfants empêche leur foie de fabriquer de l'albumine, une substance essentielle pour prévenir la rétention d'eau.

Il semble impossible qu'en Occident l'on puisse souffrir de malnutrition protéique. En fait, la plupart des ouvrages de nutrition nous enjoignent de réduire notre consommation de protéines pour augmenter celle de fruits et légumes. Mais certains observent cette recommandation de manière trop radicale.

Une expérience personnelle : Leslie a perdu du poids en consommant plus de calories.

Leslie se battait contre son poids depuis l'adolescence. Bien qu'elle n'eût guère plus de sept kilos en trop, elle se sentait obèse et laide, surtout sur un terrain de sport, où elle désirait briller. Elle manquait de confiance en elle. À 15 ans, après avoir essayé plusieurs régimes sans succès, elle réussit, au prix d'un immense effort de volonté, à perdre neuf kilos en suivant un régime strict composé de fruits, de légumes et d'un peu de pain grillé. Peu après, elle décida d'adopter une alimentation végétalienne, sans aucun produit animal, car elle se sentait parfaitement capable de se passer de viande et de laitages et qu'elle pensait ainsi mieux respecter les animaux et la vie.

Satisfaite de sa silhouette amincie et après avoir perdu tout ce poids, elle crut pouvoir relâcher sa surveillance et elle recommença à manger du chocolat, des chips et d'autres aliments gras et sucrés. Une fois la machine lancée, elle ne put plus l'arrêter et son problème de poids revint en force. À 17 ans, Leslie était plus grosse que jamais, passant de périodes ultrarestrictives à des orgies de sucreries dès que sa balance indiquait une perte de quelques kilos.

Mais il advint un jour où le poids de Leslie cessa de diminuer, alors même qu'elle consommait moins de

1 000 calories par jour. Quand elle est venue me voir, la première chose que j'ai remarquée était l'insuffisance de son régime en protéines. Elle sautait le petit déjeuner. Son déjeuner se composait d'une salade sans assaisonnement et son dîner, de légumes cuits à la vapeur et d'une petite tranche de pain grillé. Pas de yaourt ni de produits à base de soja, pas de lentilles, de haricots ni de noix, aucun de ces aliments protéiques dont son organisme avait si grand besoin.

Après un patient travail de persuasion – elle avait peur d'avaler davantage de calories –, j'ai réussi à la mettre au Régime anti-rétention d'eau. En deux semaines, elle perdit deux kilos, tout en mangeant beaucoup plus qu'auparavant. Son poids continua progressivement de descendre et, grâce à cette méthode, elle devint capable d'absorber la dose de protéines nécessaire tout en restant végétalienne.

Test : Avez-vous un déficit protéique ?

- Évitez-vous régulièrement de consommer de la viande, des œufs et des produits laitiers ?

- Sautez-vous souvent un repas, que vous compensez en grignotant du chocolat, des biscuits ou des chips ?

- Faites-vous souvent des repas comprenant uniquement des salades, des légumes ou des fruits ?

- Si vous êtes végétalienne, mangez-vous des protéines végétales (soja, légumes secs et fruits oléagineux, noix, noisettes...) moins d'une fois par jour ?

• Ces derniers mois, consommez-vous moins de 1 000 calories par jour ?

Vos réponses

• Si vous répondez oui à plus de deux questions, il est possible que votre rétention d'eau soit en partie due à un déficit protéique.

Comment un déficit protéique peut-il provoquer la rétention d'eau ?

Après un repas riche en protéines, le foie transforme certains acides aminés en une sorte de protéine appelée albumine, qu'il déverse dans la circulation sanguine. L'albumine continue de circuler dans le sang jusqu'à ce qu'elle soit complètement dégradée. En présence d'albumine, l'eau contenue dans les tissus corporels est attirée vers les capillaires, et cette albumine l'empêche de fuir vers les tissus. Par conséquent, si l'albumine vient à manquer, l'eau s'accumulera dans les tissus.

En outre, une alimentation insuffisante en protéines risque de vous faire grossir par un autre moyen. Les protéines sont nécessaires à la synthèse des hormones, en particulier des hormones thyroïdiennes, qui activent le métabolisme. L'un des premiers symptômes d'une insuffisance thyroïdienne est le gain de poids provoqué par le ralentissement du métabolisme.

Les autres effets d'un déficit en protéines

La manifestation la plus sévère de la carence en protéines est la maladie de Kwashiorkor, qui survient encore dans les pays du tiers-monde. Elle est surtout grave chez les enfants, dont elle retarde la croissance. Hormis la rétention d'eau, les effets d'une alimentation insuffisante en protéines comprennent des troubles digestifs, la fonte musculaire et l'anémie, car les protéines sont nécessaires à la fabrication des enzymes, sans lesquelles l'organisme ne peut utiliser les aliments. Et donc, pour obtenir les acides aminés dont il a besoin afin de synthétiser hormones et enzymes, l'organisme dégrade ses propres tissus protéiques, c'est-à-dire les muscles, puis les organes vitaux. C'est la raison pour laquelle, chez ces enfants mal nourris, les bras et les jambes sont décharnés tandis que le ventre se gonfle de liquide comme une outre.

L'équilibre est essentiel

Bien que nous ayons largement insisté sur l'importance des protéines, il ne faudrait pas en conclure que vous devez vous nourrir exclusivement d'aliments protéiques dans l'idée de maigrir plus vite. Un excès de protéines ne se contenterait pas de vous déshydrater, il endommagerait vos reins. Et comme vous avez grand besoin de vos reins pour éliminer l'eau que vous fixez, vous devez faire votre possible pour les maintenir en bon état. Vous devez donc consommer une juste dose de protéines réparties entre protéines animales et protéines végétales (voir chapitre 9).

Ce qu'il faut savoir au sujet des protéines

Qu'est-ce qu'une protéine ?
C'est le matériau de construction de notre corps : muscles, peau, organes, hormones, enzymes, ainsi que le tissu osseux sur lequel se fixe le calcium, tous sont constitués de protéines. Les protéines contenues dans les aliments sont transformées par la digestion en leurs éléments de base : les acides aminés. Ceux-ci sont alors absorbés dans le sang afin de contribuer à la croissance des enfants, de réparer et de renouveler les tissus et de synthétiser certaines hormones, enzymes et autres substances organiques. En cas de besoin, les acides aminés peuvent aussi être convertis en énergie.

Quels sont les aliments riches en protéines ?
La viande, la volaille, le poisson, les œufs, le lait, le yaourt, le fromage, le soja et ses dérivés, les légumineuses (haricots, lentilles, pois chiches etc.) ainsi que les noix, amandes et autres fruits oléagineux sont des aliments protéiques. Le riz et les autres céréales (blé, seigle, avoine etc.) sont aussi des sources importantes d'acides aminés, mais les protéines végétales sont qualifiées d'incomplètes car elles ne contiennent pas la totalité des huit acides aminés essentiels. Par exemple, les céréales sont pauvres en lysine tandis que les légumineuses sont pauvres en méthionine.

Les végétariens et les végétaliens consomment-ils assez de protéines ?
Si l'on consomme une grande variété de protéines végétales, il est possible de se procurer la totalité des acides aminés sans avoir recours à la viande ou au fromage. Par exemple, le manque de lysine du riz sera compensé en lui associant des lentilles, qui sont riches en cet acide aminé, tandis que la méthionine, dont le riz est une bonne source, complétera l'insuffisance des lentilles. Si l'on croit l'Association diététique américaine, il n'est probablement pas nécessaire de

consommer ces différents acides aminés au même repas, car l'organisme peut les combiner en l'espace d'un ou deux jours.

Comme vous le voyez, si vous êtes végétarienne ou végétalienne (c'est-à-dire si vous refusez de manger tout aliment d'origine animale, y compris les œufs et les produits laitiers), vous ne risquez pas de déficit protéique pour autant que vous équilibriez correctement votre alimentation. En fait, les végétariens sont souvent en meilleure santé que la plupart des gens.

Quels sont nos besoins en protéines ?

Les enfants ont besoin de davantage de protéines que les adultes. Mais après l'âge de 19 ans, lorsque la croissance est terminée, le besoin équivaut à 65 g par jour environ de protéines complètes pour un homme de taille moyenne et à 55 g pour une femme.

Le déficit en protéines et le jeûne

Le déficit en protéines peut également résulter d'une alimentation globalement insuffisante, en cas de famine, d'anorexie ou de certains jeûnes religieux ou thérapeutiques. L'organisme commence alors à dégrader ses propres tissus afin d'obtenir les acides aminés dont il a besoin et, de plus, il ralentit son métabolisme pour réduire ses besoins. Certains chercheurs ont observé que le métabolisme peut s'effondrer jusqu'à 45 % de la normale. On ignore le temps nécessaire pour récupérer un métabolisme actif, et même si ce sera jamais possible. Les régimes ultrarestrictifs répétés peuvent aussi ralentir le métabolisme. C'est ainsi que s'explique le phénomène du Yo-Yo, qui se traduit par l'incapacité cumulative d'utiliser les calories alimentaires au point de finir par grossir en suivant un régime basses calories.

Teneur en protéines des aliments protéiques

Aliment	Teneur en protéines
1 cuisse de poulet sans la peau	26 g
Sardines à l'huile (100 g)	23 g
1 portion de cabillaud (110 g)	20 g
1 gros œuf	12 g
1 part d'emmenthal (80 g)	15 g
Cacahuètes grillées (100 g)	26 g
Noix de cajou grillées (100 g)	18 g
Tofu (100 g)	11 g
Yaourt maigre (150 g)	10 g
Muesli (100 g)	10 g
Lentilles cuites (200 g)	16,4 g
Haricots cuits (200 g)	14 g
Pain complet (100 g)	13 g
Épinards cuits (200 g)	6 g
Riz blanc cuit (200 g)	6 g
Riz complet cuit (200 g)	5 g

CHAPITRE 4

Votre système de drainage

Faites travailler vos reins !

Les reins sont les organes qui contrôlent l'équilibre hydrique. Sans eux, tout le liquide que vous avalez s'accumulerait dans votre sang et vos cellules, et tous les déchets qu'ils sont chargés d'éliminer resteraient dans votre organisme et vous empoisonneraient. Très vite, vous tomberiez si malade que vous en mourriez.

Si les reins sont malmenés pendant des années, ils risquent d'être atteints par une lésion qui handicapera leur capacité à excréter les liquides retenus dans le corps. Comme nous allons le voir, une consommation excessive de sel, de sucre, de protéines ou de graisses ainsi qu'un déficit en vitamine B6, en magnésium et en sélénium sont autant de facteurs qui agressent les reins. Le mercure ainsi que d'autres substances toxiques risquent aussi de léser ces organes. Ce chapitre examine les mesures à prendre pour éviter un maximum d'agressions à vos reins et les maintenir en bon état : le Régime anti-rétention d'eau offre à cet égard la solution idéale.

Une expérience personnelle : sans le savoir, Sally mangeait trop de sel.

Sally n'était pas trop grosse mais souffrait d'arthrite psoriasique. Cette pathologie associe des douleurs articulaires (dans son cas, il s'agissait des doigts) et une maladie de la peau nommée psoriasis. Étant donné que les douleurs articulaires résultent souvent d'une rétention d'eau, je lui conseillai le Régime anti-rétention d'eau pour voir ce qui en résulterait.

Je m'attendais vraiment à une amélioration de son état, mais au bout de quinze jours, ses doigts étaient plus douloureux que jamais. C'est alors que j'ai découvert que, sans le vouloir, elle avait triché. Alors que le régime interdit le sel, j'avais oublié de lui préciser qu'elle ne devait pas consommer de charcuteries ni de poissons fumés. Et Sally, qui trouvait son alimentation trop fade, en avait mangé tous les jours. En fait, elle adorait le sel et avait l'habitude de toujours resaler ses plats.

Pendant quelques jours, la jeune femme dut se forcer à manger sans aucun plaisir, mais bientôt elle découvrit celui de ne plus souffrir des mains. Ce premier soulagement lui donna le courage de persévérer. En même temps, elle s'était allégée d'un kilo et demi et, comme elle n'avait pas réduit son apport calorique, la seule explication de sa perte de poids résidait dans la suppression des aliment salés. Comme nous le verrons plus loin, le sel joue un rôle clef dans l'équilibre hydrique parce qu'il détermine le comportement des reins. L'excédent de sel dans l'alimentation de Sally empêchait ses reins de travailler normalement et la rétention d'eau qui en résultait provoquait ses douleurs articulaires.

Répondez au questionnaire suivant pour découvrir si votre rétention d'eau est liée à une fatigue rénale.

Test : Mettez-vous vos reins à rude épreuve ?

- Vos chevilles sont-elles souvent enflées, surtout après avoir beaucoup bu ?
- Mettez-vous plus de deux sucres dans votre café ou votre thé ?
- Buvez-vous chaque jour des boissons industrielles sucrées ?
- Mangez-vous des sucreries (confiseries, pâtisseries, glaces, biscuits...) plusieurs fois par jour ?
- Avez-vous l'habitude de manger du pain, des gâteaux et des biscuits à base de farine blanche ?
- Consommez-vous chaque jour plus de 350 g (deux portions) d'aliments protéiques tels que viande, poisson, volaille ou fromage ?

• Mangez-vous beaucoup de fritures, d'aliments gras et de hamburgers ?

• Avez-vous l'habitude de resaler vos plats ou de consommer des aliments très salés tels que les charcuteries ou les fumaisons ?

• Mangez-vous des légumes frais ou des crudités moins d'une fois par jour ?

• Êtes-vous végétarienne ou végétalienne ?

• Allez-vous à la selle moins d'une fois par jour ?

• A-t-on jamais diagnostiqué chez vous un dysfonctionnement rénal ?

Vos réponses

• Si vous avez répondu oui à la première question, il est possible que votre rétention d'eau soit en partie due à une fatigue rénale.

• Les autres questions auxquelles vous avez répondu oui vous aideront à déterminer les causes de ce dysfonctionnement.

Comment fonctionnent vos reins

La totalité de votre sang traverse environ vingt fois par jour vos reins. Ces derniers ont pour fonction de le filtrer afin de le délester du liquide excédentaire ainsi que des toxines en suspension, pour les envoyer vers la vessie, qui les élimine sous forme d'urine. En principe, plus vous buvez, plus le volume d'urine augmente. Et dès que vous diminuez vos apports liquidiens, les reins produisent moins d'urine.

Les reins se trouvent juste au-dessus de la taille, de chaque côté de la colonne vertébrale, devant les muscles lombaires. Comme ils sont fragiles, ils sont protégés par un panicule graisseux. Chaque rein est formé de 1,25 million de néphrons, petites unités comprenant un filtre (le glomérule) et un long tube. Le glomérule est un peloton de capillaires sanguins coiffé d'une structure en entonnoir. Le flux rénal, avec les substances qui y sont dissoutes, s'écoule le long des parois poreuses de ces capillaires pour être recueilli par l'entonnoir. Le flux est alors évacué par l'embouchure de l'entonnoir vers le tubule, lui-même relié à d'autres structures tubulaires qui amènent le liquide – devenu de l'urine – vers un large conduit appelé uretère. De l'uretère, l'urine s'écoule vers la vessie.

Normalement, le glomérule filtre chaque jour environ 180 litres de liquide extrait du sang, mais dont, bien sûr, la totalité ne devient pas de l'urine. La raison en est que certaines hormones commandent à vos reins de réabsorber une partie du liquide afin de le reconduire vers les capillaires entourant les tubules avant que l'urine atteigne l'uretère. Sans ces hormones, vous élimineriez la totalité de vos liquides corporels en l'espace d'une demi-heure !

L'hormone antidiurétique (ADH)

L'hormone antidiurétique (ADH, abréviation de l'anglais *Anti Diuretic Hormone*) est sécrétée par l'hypothalamus, une glande qui se trouve dans le cerveau, et elle est mise en réserve dans la glande pituitaire, aussi appelée hypophyse. Quand le taux sanguin d'ADH diminue, les tubules rénaux se ferment, interdisant à l'eau de retourner vers les capillaires, et le flux continue de s'écouler vers la vessie. Mais lorsque l'ADH est présente, les tubules permettent au liquide de traverser leurs parois pour retourner vers les capillaires au lieu de descendre dans l'uretère. Par conséquent, l'ADH réduit la quantité de liquide excrétée par les reins. Son nom devrait vous permettre de vous rappeler ses effets puisque le terme diurétique signifie qu'elle stimule l'excrétion d'urine et qu'antidiurétique implique l'inverse.

L'aldostérone

Bien que le liquide des tubules ne puisse retourner vers les capillaires si l'ADH ne le rend pas perméable, une grande partie continuerait cependant de s'écouler si une autre hormone n'intervenait pas : il s'agit de l'aldostérone, sécrétée par les glandes surrénales qui siègent au-dessus des reins. Elle stimule la rétention d'une partie du sodium par les tubules afin qu'il soit récupéré par les capillaires. Le sodium entraîne toujours de l'eau avec lui et, pour autant que l'ADH ait préparé les tubules en les rendant poreux, cette eau sera réabsorbée avant d'atteindre la vessie. La quantité d'eau réabsorbée dépend de la quantité de sodium retenue.

Le fait que les mouvements de l'eau sont liés à ceux du sodium joue à plusieurs niveaux. Une consommation excessive de sodium, sous forme de sel de table ou d'additifs (comme le monoglutamate de sodium) dans les boissons gazeuses ou les aliments industriels, conduit l'organisme à avoir besoin d'absorber de plus en plus de liquide. Comme dans le cas de Sally, le corps retiendra la quantité de liquide nécessaire pour éliminer le sodium en excès.

Les médecins traitent généralement la rétention d'eau avec des médicaments qui inhibent la réabsorption du sodium par les tubules rénaux. Si moins de sodium est réabsorbé, l'eau sera davantage éliminée. Ces médicaments, appelés diurétiques, ont de nombreux effets secondaires. Ils ne se contentent pas de freiner la réabsorption du sodium mais ralentissent aussi celle de minéraux essentiels comme le potassium et le magnésium. Leurs effets nocifs les plus courants comprennent la sécheresse de la bouche et des irritations cutanées, mais ces drogues risquent aussi de provoquer des lésions rénales et d'aggraver un diabète ou une goutte préexistants.

La réduction radicale de votre consommation de sel peut vous éviter de recourir à ces produits – sous contrôle médical, bien entendu. Si vous prenez déjà des diurétiques, vous pouvez éventuellement les arrêter, mais cela dépend de la raison pour laquelle votre médecin vous les a prescrits. Si votre rétention d'eau est la conséquence d'une insuffisance cardiaque par exemple, vous serez probablement obligée de continuer à vous soigner afin d'empêcher que vos poumons ne se remplissent de liquide.

ANP et dopamine

Deux autres hormones sont impliquées dans la fonction rénale. L'une, récemment découverte, est l'hormone natriurétique auriculaire (ANP, abréviation de l'anglais *Atrial Natriuretic Peptide*). Sécrétée par le cœur, elle est antagoniste de l'aldostérone et empêche les tubules de renvoyer le sodium vers le sang. Par conséquent, elle encourage l'élimination de l'eau. La seconde hormone est la dopamine, dont on vient de mettre en évidence les effets sur l'équilibre liquidien. Elle stimule aussi la fuite du sodium vers les urines, augmentant ainsi le volume de liquide éliminé.

L'excrétion de l'eau par vos reins est ainsi régulée en permanence par l'interaction de ces hormones naturelles.

La rétention d'eau et les sels minéraux

Nous venons de voir le rôle essentiel que joue le sodium dans la gestion de vos liquides corporels. Vos reins filtrent le sodium en suspension dans votre sang, puis restituent à celui-ci la quantité exacte de sel dont votre organisme a besoin. Quand votre taux de sodium sanguin s'élève, comme après avoir mangé des aliments salés, une sensation de soif vous oblige à boire afin que votre sang ne concentre pas trop de sodium. Ensuite, vos reins élimineront ensemble le surplus d'eau et celui de sodium.

Mais dans quel but vos reins exercent-ils un contrôle aussi sévère ? La réponse réside dans les fonctions attribuées aux différents sels minéraux. Les deux tiers des liquides corporels doivent se trouver à l'intérieur des cellules et un tiers à l'extérieur. Si cet équilibre est perturbé, une pression interne excessive risque de faire éclater les cellules. À l'inverse, si les cellules viennent à se vider de leur eau, elles se ratatinent. Ce sont les concentrations relatives de sodium et de certains autres minéraux à l'intérieur et à l'extérieur des cellules qui contrôlent cet équilibre.

Lorsqu'ils sont dissous dans l'eau, les sels minéraux portent des charges électriques dont la différence de potentiel détermine l'attraction qu'ils exercent sur l'eau ainsi que leur position à l'intérieur ou à l'extérieur de la cellule. Au moment de sa dissolution, le sel se divise en particules de sodium chargées positivement (les ions) et en chlorures à charge négative, créant ainsi un mini-courant électrique. Ce phénomène, qui survient dans toutes les cellules, est particulièrement important pour les neurones, au travers desquels circule l'influx nerveux, sorte de courant électrique qui transmet les ordres du cerveau et de la moelle épinière aux muscles et aux organes. On appelle électrolytes ces minéraux porteurs de charges électriques.

Votre alimentation et vos reins

Nous connaissons tous les aliments à éviter pour prévenir l'artériosclérose qui conduit à la crise cardiaque, mais nous recevons rarement des conseils nutritionnels destinés à protéger nos reins. Pourtant, une recherche importante s'est attachée à étudier les effets des aliments sur cette fonction. Dans la mesure où ces organes jouent un rôle capital sur les mouvements des liquides corporels, vous avez tout avantage à vous y intéresser si vous souffrez de rétention d'eau.

Les fonctions des reins

- Maintien de l'équilibre de l'eau.
- Élimination des toxines et des déchets métaboliques.
- Régulation des taux de sodium, de potassium et de chlorures.
- Régulation de la tension artérielle.
- Réglage de l'équilibre acide-base de l'organisme en répartissant les ions à éliminer et ceux à retenir (par exemple, échange des ions d'hydrogène contre des ions de sodium).

Attention au sucre !

Selon les chercheurs, l'une des habitudes nutritionnelles les plus dévastatrices pour nos reins est la consommation excessive de sucreries et de boissons sucrées. Un grand nombre de gens consomment près d'un kilo de sucre par semaine – sans même s'en rendre compte – sous la forme de :

- Confiseries et chocolat
- Sucre dans le thé et le café
- Boissons sucrées
- Céréales de petit déjeuner
- Confiture et miel
- Pâtisseries

- Biscuits
- Glaces
- Farine blanche
- Aliments industriels

Non seulement le sucre favorise la rétention de sodium par les reins, ce qui provoque la rétention d'eau, mais il exerce aussi une action préjudiciable qui risque de conduire à la formation de calculs.

Le Dr N. J. Blacklock, de l'hôpital universitaire de South Manchester, en Angleterre, est l'un des plus éminents experts mondiaux en nutrition et pathologie rénale. Au cours d'un essai clinique, il a administré 250 g de sucre par jour à un groupe de volontaires afin de mesurer une substance nommée NAG, qui est produite par lésion des structures tubulaires des reins. Chez tous les sujets, le taux de NAG était augmenté par la consommation de sucre.

Avec le temps, les reins sont de plus en plus atteints et s'hypertrophient. À mesure que la lésion s'étend, un tissu cicatriciel remplace les néphrons qui constituent le tissu rénal sain.

Bien que la quantité de sucre testée par le Dr Blacklock semble très excessive, n'oubliez pas que notre consommation moyenne s'élève tout de même à plus de 100 g par jour. Par conséquent, étant donné qu'un grand nombre de personnes en consomme moins de 100 g, un nombre tout aussi important en consomme davantage. Lorsque j'étais enfant, j'arrivais facilement à avaler 200 g de bonbons dans la journée ! Je frémis à l'idée de l'effet que les quantités de sucre consommées aujourd'hui par les jeunes risquent d'exercer sur leurs reins.

Le Dr Blacklock se préoccupe aussi de l'influence du sucre sur la formation de calculs rénaux. Quasiment un tiers de la population enregistre des taux élevés d'insuline résultant d'une consommation excessive de sucres rapides et, selon ce spécialiste, cela a pour effet d'accroître l'excrétion du calcium par les reins. Le calcium risque alors de se solidifier en petits « cailloux » dans les tubules. Si ces « cailloux » grossissent, ils peuvent être bloqués et provoquer de violentes douleurs, surtout lorsqu'ils sont emportés par le flux liquidien. Le traitement consiste à les aider à descendre le long des tubules jusqu'à la vessie. En cas d'échec, il devient nécessaire de recourir à la chirurgie ou à un traitement aux ultrasons destiné à faire éclater les calculs en particules suffisamment petites pour être éliminées par la vessie.

L'élévation du taux d'insuline exerce aussi d'autres effets délétères, comme la rétention de sodium dans les reins. C'est la raison pour laquelle les diabétiques insulinodépendants sont souvent sujets à la rétention d'eau.

La vitamine B6, le magnésium, les protéines et les fibres

La formation de calculs rénaux est également favorisée par un déficit en vitamine B6 et en magnésium.

Trois journaux au moins – *Urology Research*, *International Urology and Nephrology* et *La Presse Médicale* – ont publié des articles établissant une corrélation entre un apport important de ces nutriments et un risque moindre de développer des calculs rénaux. Les auteurs de ces articles encouragent un contrôle nutritionnel pour prévenir cette pathologie.

Les recherches ont aussi impliqué dans l'altération de la fonction rénale d'autres facteurs alimentaires, en particulier la consommation excessive de protéines et de graisses, ainsi que le déficit en sélénium. En 1982, le *British Journal of Urology* faisait état d'une étude au cours de laquelle 392 patients souffrant de calculs rénaux avaient reçu une alimentation à forte teneur en fibres et réduite en sucre, en farine raffinée et en protéines animales. Leurs reins ont excrété moins de calcium, d'acide oxalique et d'acide urique, indiquant un risque fortement réduit de fabriquer d'autres calculs.

Pourquoi les fibres alimentaires ? Les fibres préviennent la constipation. Et, comme nous le verrons au chapitre 6, la constipation peut augmenter le taux de toxines dans le sang et créer un surcroît de travail pour les reins. Les aliments les plus riches en fibres sont notamment les haricots, les lentilles, le pain et le riz complets, les flocons d'avoine, les légumes et les fruits.

Le sélénium et vos reins

Une étude fort intéressante[1], menée au laboratoire de chimie clinique de Valeggio, en Italie, a testé les

1. Publiée en 1990 dans le *Journal of Trace Elements and Electrolytes in Health and Disease*.

effets d'un supplément de 700 microgrammes (µg) de sélénium sur des volontaires sains et observé que leur taux sanguin de créatine avait chuté de 13 %, indiquant clairement une bien meilleure efficacité de la fonction rénale.

Le sélénium est un oligoélément dont notre organisme a besoin en très faible quantité, environ 75 µg par jour. Le sélénium est connu pour protéger nos cellules contre les substances carcinogènes, contribuer à la synthèse d'une enzyme antioxydante nommée glutathion peroxydase qui est impliquée dans la protection des tissus, et stimuler l'hormone thyroïdienne. L'étude italienne semble être la première à suggérer qu'il puisse également jouer un rôle important dans la protection des reins.

Autre effet bénéfique sur les reins, la supplémentation en sélénium réduit les taux sanguins de mercure, ainsi que l'a rapporté, en 1989, dans un journal médical allemand, le Dr G.N. Schrauzer[2]. Au cours des années, parce que son élimination est très difficile, le mercure apporté par certains aliments s'accumule dans les reins et risque de les altérer. Précisons qu'il est aujourd'hui absolument démontré que les faibles quantités de mercure contenues dans les amalgames dentaires actuels ne peuvent migrer dans l'organisme en raison de sa liaison avec d'autres métaux qui le stabilisent.

La bonne nouvelle, c'est qu'en se liant chimiquement au mercure le sélénium favorise son élimination. Cependant, même si vous prenez des suppléments de sélénium, la prudence recommande de remplacer vos

2. *Deustche Zeitschrift für Biologische Zahnmedizin.*

vieux amalgames par des inlays en céramique ou en or. De toute façon, il faudra les refaire un jour ou l'autre. Demandez alors à votre dentiste d'utiliser une protection en caoutchouc qui vous évitera d'absorber du mercure pendant le traitement.

Si les reins fonctionnent mieux en présence de sélénium, le bon sens suggère d'en prendre un supplément dans la mesure où il est quasiment impossible de s'en assurer un apport alimentaire adéquat. En effet, la teneur des aliments en sélénium dépend de celle du sol et, en France, le sol est généralement pauvre en sélénium. Les aliments en contiennent donc très peu et notre consommation moyenne n'atteint que la moitié de l'apport nutritionnel recommandé, qui est de 75 µg.

En dehors des fruits de mer (les coquillages en sont la meilleure source) et de certains poissons (dont la limande et le thon, qui est aussi trop souvent plein de mercure !), on trouve du sélénium dans les noix du Brésil qu'il faudrait consommer à raison d'une vingtaine par jour, ce qui alourdirait en même temps votre consommation calorique. Les études montrent qu'une supplémentation de 200 µg par jour est parfaitement sans danger et exerce une protection anticancéreuse. Et souvenez-vous que le meilleur moyen d'échapper aux caries est d'éviter de croquer des sucreries...

Quelques conseils pour un régime idéal

À ce point de lecture, vous ne savez plus très bien à quoi correspond un régime idéal ? Rien de surprenant à cela. Au chapitre 2, nous avons vu comment un déficit en protéines pouvait provoquer la rétention d'eau. Et maintenant nous apprenons qu'un trop-plein de protéines est nocif pour les reins. En même temps, une insuffisance en certains acides gras entraîne des perturbations physiologiques tandis qu'un excès de graisses est préjudiciable à la santé. Comment s'y retrouver quand on n'est pas un expert en nutrition ? En attendant que le programme complet du Régime anti-rétention d'eau vous soit révélé (au chapitre 9), voici quelques conseils utiles que vous pouvez d'ores et déjà mettre à profit.

• Mangez le plus possible d'aliments non raffinés. C'est-à-dire, neuf fois sur dix, préférez le riz complet au riz blanc et le pain complet à la baguette.

• Autant que possible, cuisinez chez vous plutôt que d'acheter des plats tout préparés. Vous connaîtrez ainsi la teneur en graisses et en sucre de vos repas et pourrez plus facilement contrôler votre consommation d'aliments néfastes.

La recherche médicale montre chaque jour davantage que les principes du Régime anti-rétention d'eau protégeront vos reins contre les dysfonctionnements et les pathologies qui se développent souvent au cours des années et conduisent à la rétention d'eau. Mais ne vous inquiétez pas : il n'est jamais trop tard pour redresser la barre !

Quelques informations utiles au sujet du sel

Seul 10 % du sel que nous consommons provient des aliments à l'état naturel. Le reste est apporté par le sel ajouté. Le sel est utilisé à la fois comme condiment pour cuisiner et comme additif ou conservateur.

Les aliments à forte teneur en sel sont les charcuteries (saucisson, saucisses, pâtés, jambon...), les conserves de poisson (sardines à l'huile, maquereaux, anchois...), le poisson fumé, la sauce de soja, les extraits de levure, les fromages, le beurre salé, les cacahuètes, amandes et biscuits apéritifs, les sauces et les soupes toutes prêtes, les bouillons en cubes, le pain et la plupart des plats préparés. La consommation régulière de ces aliments, plus le sel que nous ajoutons dans la cuisine, peut rapidement totaliser 12 à 17 g par jour, alors que l'Organisation mondiale de la santé n'en recommande que 5 g.

Les méfaits du sel. Une consommation excessive de sel est liée à l'hypertension artérielle et à l'infarctus, car elle favorise la fixation de l'eau dans l'organisme (c'est le volume de sang supplémentaire résultant de cet excès d'eau dans les artères qui augmente la pression sanguine). Cependant, tous les sujets hypertendus ne répondent pas à un régime hyposodé, car certains sont plus sensibilisés que d'autres. Des recherches récentes ont aussi montré qu'une consommation excessive de sel favorise l'ostéoporose ainsi que la sensibilité des poumons à l'histamine et les crises d'asthme.
Il est très facile de réduire sa consommation de sel en évitant les aliments mentionnés plus haut et en remplaçant le sel de cuisine et de table par un substitut (il s'agit généralement d'un sel de potassium ou de magnésium).

Quelles sont vos réserves de zinc ? Un déficit en zinc risque de détruire le sens du goût chez les enfants amateurs de *junk food*. En effet, il est très difficile d'en obtenir l'apport nutritionnel recommandé si l'on ne consomme pas une bonne dose d'aliments complets, de viande et de poisson, et le déficit en zinc est de plus en plus courant. Les personnes qui souffrent de ce manque ajoutent souvent beaucoup de sel à leur alimentation pour que celle-ci ne leur semble pas trop fade.

Le sel organique peut vous faire du bien.
Le sel de table, c'est-à-dire le chlorure de sodium, n'est pas la seule source alimentaire de sodium. Un bon nombre d'aliments en contiennent de petites quantités à l'état naturel. Les meilleures sources en sont le poisson et les fruits de mer, la viande, les œufs, le céleri, les épinards, les radis, le cresson, les carottes et la betterave. Sous cette forme organique, le sodium est utilisé de manière plus physiologique par notre organisme, et il peut même maintenir en solution le sodium inorganique d'origine minérale, favorisant ainsi son élimination.

CHAPITRE 5

Les médicaments qui risquent de vous faire prendre du poids

La rétention d'eau est signalée comme effet secondaire d'un grand nombre de médicaments. Il va sans dire que certains traitements sont parfaitement indispensables et qu'il n'est pas question de les interrompre sans l'avis de votre médecin. Cependant, il existe bien des indications où les alternatives naturelles sont préférables à plus d'un titre.

Les alternatives naturelles peuvent se justifier à plus d'un titre. Avant de vous lancer dans cette démarche, sachez qu'il vous faudra prendre des précautions. N'hésitez pas à vous renseigner auprès d'autorités compétentes (voir le carnet d'adresses en fin d'ouvrage) et à procéder à certaines investigations.

Test :
Prenez-vous des médicaments susceptibles de provoquer une rétention d'eau ?

• Prenez-vous l'un des produits cités dans la liste ci-après ?

• Votre rétention d'eau ou votre prise de poids semblent-elles coïncider avec le moment où vous avez commencé à prendre ce ou ces produits ?

• Votre rétention d'eau ou votre prise de poids se sont-elles aggravées, depuis que vous prenez ce ou ces produits ?

• Avez-vous jamais pris un médicament ayant un risque de toxicité pour les reins ?

Vos réponses :

Si vous soupçonnez un médicament d'être responsable de votre rétention d'eau, parlez-en vite à votre médecin car il est capital de ne pas arrêter votre traitement sans son avis et son consentement.

Pour des raisons de déontologie, le tableau ci-après indique les noms génériques des principes actifs contenus dans les médicaments plutôt que le nom commercial de ces derniers. Vous devez donc lire attentivement sur la boîte ou la notice la composition des médicaments que vous prenez.

Les médicaments qui risquent de provoquer la rétention d'eau

Catégorie et/ou nom générique	Indications	Effets sur les liquides corporels	Solutions de remplacement
Inhibiteurs (IEC) de l'enzyme de conversion	Hypertension Insuffisance cardiaque	Toxique pour les reins. Peut aussi provoquer une rétention d'eau d'origine allergique.	Programme nutritionnel Traitement phytothérapique
Bêtabloquants	Hypertension Angine de poitrine Anxiété	Risquent de diminuer la puissance de la circulation sanguine dans les reins, favorisant ainsi la rétention d'eau.	Programme nutritionnel Traitement phytothérapique Relaxation
Inhibiteurs calciques ex. : nifédipine	Angine de poitrine Hypertension Maladie de Raynaud	Risque de diminuer la puissance de la circulation sanguine dans les reins, favorisant ainsi la rétention d'eau.	Programme nutritionnel Traitement phytothérapique Homéopathie

Catégorie et/ou nom générique	Indications	Effets sur les liquides corporels	Solutions de remplacement
Stimulants alpha-central : clonidine, méthyldopa	Hypertension Migraine Bouffées de chaleur de la ménopause	Risque de provoquer la fixation du sodium et la rétention d'eau qui en résulte.	Programme nutritionnel Traitement phytothérapique Homéopathie Médecine chinoise
Vasodilatateurs : dihydralazine	Hypertension	Risque de diminuer la puissance de la circulation sanguine dans les reins, favorisant ainsi la rétention d'eau.	Programme nutritionnel Traitement phytothérapique
Diurétiques de l'anse : bumétanide, furosémide	Rétention d'eau Œdèmes	Risque de lésions rénales. Tous les diurétiques peuvent aggraver la rétention d'eau liée à un excès de protéines.	Bien qu'il existe de nombreuses plantes diurétiques, elles ne traiteront pas la cause de la rétention d'eau. Voir au chapitre 9 la correction de ces causes.
Diurétiques thiaziques	Rétention d'eau Œdèmes	Idem	Idem

Catégorie et/ou nom générique	Indications	Effets sur les liquides corporels	Solutions de remplacement
Diurétiques épargneurs du potassium	Rétention d'eau Œdèmes	Tous les diurétiques peuvent aggraver la rétention d'eau liée à un excès de protéines.	Idem
Anti-inflammatoires non stéroïdiens (AINS) : diclofénac ibuprofen piroxicam	Douleurs et inflammations	Empêchent la synthèse des prostaglandines impliquées dans la fonction rénale.	Programme nutritionnel Traitement phytothérapique Homéopathie Acupuncture
Corticostéroïdes : béclométasone bétaméthasone dexaméthasone prednisone prednisolone triamcinolone	Douleurs et inflammations Asthme	Risquent de provoquer la fixation du sodium, donc la rétention d'eau.	Programme nutritionnel Traitement phytothérapique Homéopathie Acupuncture
Amphotéricine	Antifongique	Toxique pour les reins.	Programme nutritionnel

Catégorie et/ou nom générique	Indications	Effets sur les liquides corporels	Solutions de remplacement
Estrogènes	Pilule contraceptive Hormonothérapie substitutive de la ménopause	Risque de provoquer la fixation du sodium, donc la rétention d'eau.	Autres méthodes de contraception Phytoestrogènes
Progestatifs	Pilule contraceptive Hormonothérapie substitutive de la ménopause	Risque de provoquer la fixation du sodium et la rétention d'eau qui en résulte.	Phytothérapie Nutrition Médecine chinoise Homéopathie
Danazol	Endométriose	Les causes de la rétention d'eau restent inexpliquées.	Phytothérapie Nutrition Médecine chinoise Homéopathie
Phénothiazines	Maladie mentale	Risque de diminuer la puissance de la circulation sanguine dans les reins, favorisant ainsi la rétention d'eau.	La thérapie nutritionnelle peut s'avérer efficace dans de nombreux troubles psychologiques résultant de besoins nutritionnels insatisfaits.

Catégorie et/ou nom générique	Indications	Effets sur les liquides corporels	Solutions de remplacement
Antidépresseurs tricycliques : clomipramine imipramine	Dépression nerveuse Troubles psychologiques	Possible rétention d'eau allergique.	Idem
Insuline	Diabète	Risque de provoquer la fixation du sodium et donc la rétention d'eau.	N'arrêtez surtout pas les injections d'insuline. Un programme nutritionnel peut être utile, mais toujours sous contrôle médical.
Métoclopramide	Nausées Vomissements Migraines	Augmente la sécrétion d'aldostérone (hormone qui retient le sodium). Peut aussi provoquer des œdèmes d'origine allergique.	Les autres solutions possibles doivent viser à soigner la cause du problème traité.
Antibiotiques à céphalosporine : céfaclor	Infections bactériennes	La rétention d'eau peut survenir comme réaction d'intolérance.	Vitamine C à fortes doses, ail, plantes anti-infectieuses, sous la surveillance d'un médecin phytothérapeute.

Catégorie et/ou nom générique	Indications	Effets sur les liquides corporels	Solutions de remplacement
Antibiotiques à cotrimoxazole	Infections bactériennes	Risque de lésions rénales.	Idem
Antiviraux : acyclovir	Infections virales	Risque de lésions rénales.	Vitamine C à fortes doses, ail, plantes antivirales, sous surveillance médicale.

Les médicaments contre l'hypertension artérielle

La tension artérielle correspond à la pression que le sang exerce sur la paroi des artères. Elle peut grimper au-dessus de la normale à cause de déséquilibres hormonaux, d'un rétrécissement des artères qui oblige le cœur à pomper plus fort, d'une rétention d'eau ainsi que d'une viscosité excessive du sang. L'hypertension est dangereuse et doit être traitée. Les médecins prescrivent généralement des médicaments qui :

- augmentent la diurèse

ou

- dilatent les artères

ou

- empêchent les hormones d'accélérer les battements du cœur.

Le captopril

Ce type de médicament nommé inhibiteur de l'enzyme de conversion de l'angiotensine (IEC) est utilisé pour traiter l'hypertension et l'insuffisance cardiaque (une pathologie dans laquelle la puissance de pompage du cœur est diminuée) et il agit en bloquant la chaîne de réactions aboutissant à la synthèse de l'aldostérone. Comme nous l'avons expliqué au chapitre 4, l'aldostérone stimule la captation du sodium par les tubules rénaux. En prévenant cette action, les inhibiteurs IEC réduisent le volume du plasma sanguin. La travail du cœur étant ainsi allégé, la pression artérielle s'abaisse.

Entre 4 et 12 % des patients à qui ce traitement est prescrit ressentent des effets secondaires si sévères qu'ils doivent l'arrêter. Il peut provoquer des œdèmes et risque d'être toxique pour les reins, que les médecins doivent attentivement surveiller.

Les bêtabloquants : pindolol, propranolol et métoprolol

Les bêtabloquants sont utilisés pour traiter l'hypertension, l'angine de poitrine, l'anxiété et la migraine. Leur action consiste à empêcher les réponses normales de l'organisme face à un stress. Lorsque nous ressentons des émotions telles que la colère, la peur, l'excitation, la tension nerveuse ou l'anxiété, nous sécrétons des hormones comme l'adrénaline qui accélèrent le rythme cardiaque. Les bêtabloquants inhibent cette sécrétion, ce qui ralentit le cœur, réduit sa puissance et diminue la tension artérielle. Chez les personnes qui souffrent d'angine de poitrine, ils diminuent la douleur et, chez les anxieux, ils réduisent les manifestations physiques du stress.

La plupart des effets secondaires des bêtabloquants sont liés au ralentissement du cœur : sensation de froid et insuffisance veineuse, dépression, impuissance et perte de mémoire. De 6 à 16 % des patients traités au pindolol souffrent de rétention d'eau dans les mains, les pieds et les chevilles.

Les inhibiteurs calciques : la nifédipine

Cet inhibiteur du circuit du calcium est utilisé pour traiter l'hypertension, l'angine de poitrine et la sensation de doigts morts qu'on appelle maladie ou syndrome de Raynaud. Il diminue les contractions des muscles des parois des artères et des veines en bloquant la pénétration du calcium dans les cellules. Ainsi les vaisseaux restent dilatés, ce qui diminue la pression sanguine et facilite la circulation. La nifédipine est souvent prescrite en association avec des bêtabloquants afin de contrecarrer certains de leurs effets secondaires.

Les toxicologues reconnaissent manquer de données sur les possibles effets nocifs à long terme des inhibiteurs calciques. L'effet secondaire le plus courant est la rétention d'eau, surtout au niveau des chevilles. En outre, 25 % des patients ressentent des vertiges, des bouffées de chaleur ou des maux de tête.

Le méthyldopa et la clonidine

Ces hypotenseurs visent à dilater les artères. Agissant sur les centres cérébraux qui contrôlent la pression sanguine, ils inhibent la contraction des artères en réponse à une stimulation nerveuse. La clonidine est également prescrite pour prévenir les bouffées de chaleur de la ménopause et la migraine. Ils ne sont plus beaucoup utilisés en raison de la rétention d'eau qu'ils provoquent en fixant le sodium dans l'organisme.

Les médicaments qui augmentent le volume des urines : les diurétiques

Comme nous l'avons déjà vu, la rétention d'eau est l'un des facteurs qui provoquent l'hypertension. Plus le volume sanguin est important, plus le travail du cœur doit être puissant et plus forte est la pression exercée sur les parois artérielles. Afin de réduire cette pression, les médecins prescrivent souvent un diurétique destiné à empêcher les tubules rénaux de retenir du sodium et de l'eau. Un plus grand volume d'eau sera alors excrété sous forme d'urine. Comme de nombreux médicaments contre l'hypertension favorisent la rétention d'eau, les traitements leur associent presque toujours un diurétique destiné à la contrôler.

Les diurétiques sont aussi utilisés pour traiter la rétention d'eau résultant d'un dysfonctionnement des reins ou du foie ainsi que d'une insuffisance cardiaque. Quand les reins filtrent moins de sang, l'organisme retient de plus en plus de liquide. Si la rétention d'eau est excessive, l'organisme risque de manquer d'oxygène et il faut provoquer l'élimination de l'eau à l'aide de diurétiques. Il en existe trois sortes : les diurétiques de l'anse, les thiaziques et les épargneurs du potassium.

Les diurétiques de l'anse : bumétanide et furosémide

Ces diurétiques sont appelés « de l'anse » car ils inhibent la réabsorption du sodium dans une section du tubule rénal nommée anse de Henle. Très puissants, ils inhibent aussi la réabsorption du potassium, du calcium et du magnésium, causant ainsi des déficits en ces minéraux essentiels.

Bien que ce ne soit pas leur effet secondaire majeur, le bumétanide et le furosémide sont capables de provoquer des lésions rénales. Comme tous les diurétiques, ils risquent d'aggraver la rétention d'eau liée à un excès de protéines (voir page 128).

Les diurétiques thiaziques

Exerçant une action modérée, ce genre de diurétiques, qui comprend un grand nombre de spécialités pharmaceutiques, provoquent des fuites de calcium, magnésium et potassium et peuvent élever le taux d'acide urique. Ils risquent aussi d'induire des lésions des reins et d'aggraver la rétention d'eau liée à un excès de protéines.

Les diurétiques épargnant le potassium : spironolatone, triamtérine et amiloride

Ce groupe de produits causent moins de pertes en potassium que les autres diurétiques. Mais, comme eux, ils peuvent aggraver la rétention d'eau résultant d'une consommation importante de protéines et ne devraient jamais être utilisés dans ce cas.

Les analgésiques

Pour traiter la douleur et l'inflammation, on fait appel à deux sortes de médicaments, qui sont souvent prescrits en traitement de longue durée de l'arthrite rhumatoïde ou de l'arthrose. Les premiers sont nommés anti-inflammatoires non stéroïdiens car ils reproduisent l'action des hormones stéroïdiennes naturelles. Les autres, apparentés à la cortisone, sont appelés anti-inflammatoires stéroïdiens. Il faut savoir que les uns et les autres peuvent provoquer la rétention d'eau.

Les anti-inflammatoires non stéroïdiens (AINS)

Comprenant un grand nombre d'actifs génériques, ils traitent la douleur en bloquant la sécrétion des prostaglandines, qui sont des substances pseudo-hormonales impliquées dans la sensation douloureuse. Les prostaglandines jouent aussi un rôle dans l'absorption du liquide plasmatique par les reins, et le blocage de cette fonction est l'une des raisons pour lesquelles ils peuvent provoquer la rétention d'eau. La plupart des AINS risquent aussi d'endommager les reins plus ou moins gravement lorsqu'on les prend à hautes doses régulièrement ou pendant longtemps.

Les corticoïdes

Vous trouverez leurs différents noms génériques dans le tableau de la page 67. Ces médicaments stéroïdiens, qui s'apparentent aux hormones sécrétées par les glandes surrénales, sont prescrits par voie orale pour traiter l'arthrite rhumatoïde, la colite ulcéreuse ainsi que d'autres pathologies inflammatoires comme l'asthme. Sous forme de crème, ils peuvent aussi être appliqués par voie externe sur des inflammations cutanées comme l'eczéma. Certains produits, tels le béclométasone et le fluticasone, existent en inhalateurs destinés aux asthmatiques.

Leur nocivité, qui est bien connue, ne doit pas être sous-estimée, mais il est particulièrement dangereux de les arrêter brusquement. Leur utilisation régulière finit par inhiber la sécrétion normale des corticostéroïdes naturels de l'organisme.

Ils peuvent provoquer la rétention d'eau en favorisant celle du sodium. D'autres effets secondaires comprennent l'atrophie progressive des glandes surrénales, l'ostéoporose, la fragilité aux infections, la diabète, le muguet, l'acné, l'amincissement de la peau, la pilosité ainsi que des troubles de l'humeur.

Les médicaments antifongiques

Si vous souffrez d'une pathologie liée à des champignons ou à des levures, comme le muguet, on vous a peut-être prescrit de l'amphotéricine. Le traitement dure de six à douze semaines et parfois plus longtemps. Les infections fongiques ou parasitaires peuvent se développer dans la bouche, la gorge, les intestins ou le vagin. Elles surviennent plus facilement si le système immunitaire est affaibli par une alimentation mal équilibrée ou un traitement immunosuppresseur (comme les corticoïdes). L'amphotéricine est potentiellement dangereuse pour le foie et les reins, et c'est pourquoi je l'ai faite figurer dans la liste des produits susceptibles de favoriser la rétention d'eau.

Les stéroïdes sexuels : estrogènes et progestatifs

Peut-être n'avez-vous jamais entendu dire que les estrogènes et les progestatifs sont des médicaments stéroïdes et c'est pourtant sous cette appellation qu'ils sont classés dans les ouvrages médicaux. Les hormones stéroïdes sont ainsi qualifiées en référence à leur structure chimique, qui est similaire à celle des hormones sexuelles.

Les hormones dites naturelles utilisées dans le traitement substitutif de la ménopause sont en réalité une copie synthétique des hormones produites par les ovaires, car l'estradiol et la progestérone naturels ne peuvent être administrés par voie orale dans la mesure où ils sont dégradés par la digestion. Les versions synthétiques sont bien plus puissantes que nos propres hormones et leur élimination risque d'être plus difficile.

Les traitements aux estrogènes et à la progestérone favorisent la fixation du sodium et la rétention d'eau. C'est en fait l'un de leurs effets secondaires les plus pénibles, provoquant des seins douloureux, un ventre gonflé et un gain de poids de plusieurs kilos.

Les autres médicaments

• Les antidépresseurs tricycliques utilisés dans les troubles psychiques.

• L'antiviral acyclique.

• Le danazol, une hormone virilisante prescrite en cas d'endométriose.

• L'insuline, indispensable dans le traitement du diabète insulinodépendant.

• Certains antibiotiques, parfois toxiques pour les reins, mais qui sont plutôt enclins à provoquer une rétention d'eau d'origine allergique.

Il faut savoir que tout médicament, à l'instar de n'importe quel aliment, est susceptible de déclencher des réactions allergiques chez des personnes sensibilisées et que cette intolérance risque de provoquer une rétention d'eau parfois très importante (voir chapitre 2).

Avez-vous vraiment besoin de ces médicaments ? Les questions à poser à votre médecin

Seul votre médecin est habilité à répondre à cette question, mais il ne le fera pas si vous ne la lui posez pas. Le questionnaire suivant peut vous aider à vous informer auprès de lui et à prendre une décision prudente à tous les niveaux.

• Mon problème est-il suffisamment sérieux pour justifier un traitement médicamenteux en ce moment ?

• Ce traitement est-il susceptible de soigner ma maladie ou bien est-il seulement destiné à m'aider à la supporter ?

• Mon problème risque-t-il d'empirer même si je suis ce traitement ?

• Quels sont les effets secondaires de chacun des médicaments ?

Il est bien évident que certaines pathologies doivent absolument être traitées et refuser les médicaments sous prétexte qu'ils vous font peut-être fixer de l'eau serait faire preuve d'une inconscience qui risquerait de mettre gravement votre santé en danger. Entre deux maux, il faut toujours choisir le moindre...

Mais s'il vous semble que votre médecin préfère vous laisser dans l'ignorance des effets secondaires des médicaments, vous devrez mener votre propre enquête.

Renseignez-vous auprès de votre pharmacien ou bien allez consulter le *Vidal* (le gros dictionnaire rouge des spécialités pharmaceutiques, destiné aux médecins) dans une librairie ou une bibliothèque médicale.

Il faut aussi savoir que, même si vous devez suivre votre traitement médicamenteux pour le moment, certaines thérapies naturelles vous permettront peut-être de l'alléger ou de le raccourcir.

Les médecines alternatives sont-elles aussi efficaces que les traitements classiques ?

Tout dépend de votre problème de santé et de ce que vous attendez. Si vous avez seulement besoin de soulager un mal de tête occasionnel, la médecine traditionnelle propose des solutions économiques, efficaces et pratiques. Mais si vous souffrez d'une pathologie dégénérative qui empire progressivement, comme des rhumatismes ou des migraines récurrentes, le traitement classique n'a recours qu'à des analgésiques. À quelques exceptions près, dont les antibiotiques, la plupart des traitements médicamenteux n'arrêtent pas l'évolution de la maladie. Ils n'offrent qu'une solution palliative qui atténue les symptômes et permet de mieux les supporter, à condition de prendre ses médicaments chaque jour. Dès qu'on les arrête, les symptômes reprennent de plus belle. Ce qui signifie que la plupart des médicaments sont impuissants à empêcher l'évolution de la maladie ou, mieux encore, à la guérir.

Les médecines naturelles, en revanche, se montrent parfois capables de soigner des pathologies chroniques. Rectifier son hygiène alimentaire est particulièrement efficace dans la mesure où un grand nombre de maladies sont liées à des erreurs de menus et que leur correction peut suffire pour recouvrer la santé. La méthode est similaire à celle que les agriculteurs biologiques utilisent pour corriger les maladies des plantes en leur apportant des nutriments spécifiques ou en modifiant le terrain. Nos cellules ont de multiples points communs avec celles des végétaux.

En suivant le Régime anti-rétention d'eau, vous récolterez bien d'autres bénéfices que celui de vite dégonfler. Il est probable que vous dormirez mieux et que vous aurez une plus jolie peau, davantage d'énergie et moins de maux de tête. Les douleurs avant les règles et le syndrome prémenstruel vont sans doute s'atténuer, voire disparaître. Des problèmes plus sérieux, tels que l'asthme, l'arthrose ou l'hypertension, peuvent aussi s'améliorer, bien que dans ce cas il soit préférable de consulter un nutritionniste naturopathe afin qu'il vous concocte un régime sur mesure.

Si vous optez pour une thérapie naturelle, demandez l'avis de votre médecin traitant au cas où il existerait des contre-indications. Et s'il exprime des inquiétudes, demandez à votre naturopathe-nutritionniste de prendre contact avec lui afin d'en discuter. La nutrition est une science qui commence à faire ses preuves dans plus d'un domaine et les études montrent que les personnes qui ont recours aux thérapies naturelles sont souvent très satisfaites des résultats. Enfin, si votre médecin se montre par trop réticent, ne vous laissez pas intimider et n'hésitez pas à consulter quelqu'un d'autre. Vous pouvez être sûre qu'il y a près de chez vous un médecin ouvert aux traitements naturels et qui commence à les pratiquer lui-même.

Vous êtes responsable de votre santé

En médecine naturelle, nous estimons que prendre en charge sa santé est le premier pas vers la résolution de problèmes tels que la rétention d'eau.

Cela implique de respecter son corps et de comprendre que son fonctionnement dépend de notre obéissance à des lois naturelles qu'il est impossible de changer. Les naturopathes essaient d'aider leurs patients à comprendre les limites et les dangers de la médecine allopathique, fondée sur les médicaments.

CHAPITRE 6

Êtes-vous polluée ?

Votre organisme utilise peut-être de l'eau pour diluer ses toxines

Deux types majeurs de rétention d'eau résultent parfois d'une pollution de l'organisme, c'est-à-dire de la présence en quantité importante de substances qui ne devraient pas s'y trouver. Le premier cas – bien connu – est celui de la cellulite, tandis que le second est lié à l'inflammation et à la porosité des vaisseaux sanguins, une pathologie dont la forme la plus grave est appelée vascularite.

Voilà qui tord le cou à la croyance répandue selon laquelle la peau d'orange est une fatalité dont on ne se débarrasse que grâce au bistouri !

Quant aux désagréments des rougeurs induites par la vascularite, ils s'envoleront dès que vous aurez adopté les principes du Régime.

Une expérience personnelle : Hélène a fini par éliminer sa cellulite grâce au régime et au massage.

Hélène avait essayé tous les régimes possibles mais, bien qu'elle fût très mince, ses cuisses restaient désespérément grosses et infiltrées de cellulite. Le sport non plus n'avait aucun effet pour remodeler sa silhouette. Elle ne croyait guère au Régime anti-rétention d'eau mais je lui ai expliqué que, pour obtenir des résultats, elle devait l'associer à un massage énergique de huit minutes par jour. « Il faut pétrir vos cuisses comme du pain, lui ai-je dit. Malaxez, roulez la peau et la cellulite aussi vigoureusement que possible afin de séparer l'eau de la graisse. Ensuite, le régime vous permettra d'éliminer l'une et l'autre. »

Dix semaines plus tard, le tour de cuisses d'Hélène avait diminué de 5 cm et sa silhouette était devenue parfaitement harmonieuse.

Test : Votre organisme est-il pollué ?

• Vous sentez-vous de plus en plus fatiguée ?

• Avez-vous des maux de tête, des vertiges, des quintes de toux ou des difficultés respiratoires lorsque vous êtes exposée à un degré normal d'émanations de gaz d'échappement de voitures, de fumées, de parfums, de laques pour les cheveux ou de produits d'entretien ?

• Avez-vous récemment développé des allergies alimentaires ?

• A-t-on diagnostiqué chez vous l'une des maladies suivantes ?

* Arthrite

* Maladie rénale

* Myasthénie

* Asthme

* Psoriasis

• Faites-vous plus que votre âge ?

• Avez-vous tendance à la constipation ?

• Buvez-vous plusieurs cafés par jour ?

• Fumez-vous ?

• Buvez-vous trop d'alcool ?

• Avez-vous de nombreux amalgames dentaires ?

• Prenez-vous régulièrement des médicaments, même si ce n'est que de l'aspirine ou la pilule ?

• Consommez-vous des aliments et des boissons industriels contenant des colorants, des additifs ou des conservateurs chimiques ? Si vous avez des doutes, lisez les étiquettes : plus vous voyez de E, plus ces aliments contiennent de substances nocives.

• Mangez-vous moins de 5 portions de fruits et de légumes par jour ?

Vos réponses :

Si vous répondez oui à au moins sept questions, il est fort probable que votre rétention d'eau soit causée par la pollution de votre organisme.

La cellulite, un problème qui répond mal aux régimes

Au moment de la rédaction de ce livre, les journaux ont publié des résultats d'essais cliniques menés en Australie pour tester un traitement sur la cellulite utilisant un produit à base de ginkgo biloba, de trèfle, d'huile d'onagre, d'acides gras de poisson et de lécithine : le produit s'est montré efficace sur la moitié des femmes observées.

La cellulite est formée d'une sorte de tissu graisseux à l'aspect granuleux qui s'accumule sur les cuisses. Elle apparaît uniquement chez les femmes et son élimination est très problématique. Les médecins ont, à son sujet, des points de vue divergents. Un grand nombre d'entre eux estiment que le terme cellulite (signifiant inflammation des cellules) est un abus de langage, que cet excès de graisse ne diffère en rien d'un surpoids ordinaire et qu'elle peut être éliminée par le régime et l'exercice. Les seuls médecins proposant un traitement spécifique sont les chirurgiens plastiques, qui préconisent la lipoaspiration, soit l'extraction du tissu cellulitique. Ils estiment que, parce qu'elle est bloquée dans les couches profondes de la peau par une répartition inégale du tissu conjonctif sous-cutané, cette graisse répond assez mal aux régimes basses calories et à l'exercice.

En quoi la cellulite est-elle une graisse différente des autres ?

Jusqu'à présent, la seule explication satisfaisante de la résistance de la cellulite aux régimes basses calories a été donnée par les naturopathes, dont la théorie est la suivante.

D'abord, il s'agit à l'évidence d'un problème exclusivement féminin. Ensuite, nous avons observé que l'association d'un régime basses calories, d'une alimentation détoxifiante et de massages énergiques finit par avoir raison de la cellulite la plus rebelle. Enfin, nous savons qu'un bon nombre de substances toxiques, comme les pesticides que nous absorbons avec l'air, l'eau et les aliments, sont dissoutes dans les graisses et non pas dans l'eau. Ces substances ne peuvent pas être éliminées par les reins et, à moins d'être dégradées par le foie, elles s'accumulent dans nos tissus graisseux. Nous savons aussi que les capacités détoxifiantes du foie sont très variables d'une personne à l'autre, et que certaines fixent beaucoup plus de toxines que d'autres dans leurs graisses corporelles.

Les naturopathes pensent que, lorsque le tissu graisseux est chargé de toxines, les hormones féminines lui commandent de se lier à l'eau. La structure ainsi formée empêche la graisse d'être mobilisée pour se transformer en carburant énergétique, probablement afin d'éviter que les toxines ne soient libérées dans la circulation sanguine et n'atteignent les organes reproducteurs, où elles risqueraient d'endommager les ovules ou le fœtus.

Comment gérer simplement le problème ?

Seul un malaxage vigoureux parvient à briser ces structures graisse-eau et à libérer cette dernière. La graisse peut alors être brûlée pour fournir de l'énergie à un organisme qui reçoit un nombre réduit de calories. En outre, une alimentation détoxifiante comme le Régime anti-rétention d'eau aide le foie à dégrader les toxines que libèrent les tissus graisseux, les empêchant ainsi de retourner vers les cellules pour y être stockées. Parce que les déchets provenant du foie sont récupérés par la vésicule biliaire avant de passer dans l'intestin, il est essentiel, lorsqu'on mène un combat contre la cellulite, d'éviter la constipation. S'ils stagnent longtemps avant d'être évacués, les toxines et les déchets intestinaux risquent d'être réabsorbés par le sang au travers de la paroi intestinale. La méthode mérite certainement d'être essayée avant de se résoudre à la liposuccion !

Si cette théorie est scientifiquement démontrée, elle prouvera que la cellulite n'est qu'une forme de rétention d'eau parmi d'autres. Le besoin d'uriner que ressentent la plupart des femmes après un massage spécifique de leur cellulite signifie que de l'eau vient d'être ainsi libérée. Et la douleur ressentie lorsqu'on pince les zones cellulitiques est aussi une indication que ces tissus sont gonflés de liquide.

Bien sûr, il arrive que la peau d'orange réponde à la restriction calorique et à l'exercice. Mais je pense que plus elle est gorgée d'eau, moins ces méthodes fonctionnent.

Les plantes anticellulite

Les produits naturels supposés faciliter l'élimination locale de la cellulite sont souvent des formules à base d'huiles essentielles destinées à stimuler la circulation sanguine dans les zones à masser. L'amélioration de la circulation locale contribue à drainer les liquides interstitiels, ce qui favorise le transport des nutriments, des métabolites, de l'oxygène et des déchets entre les tissus graisseux et le sang. Tout ce qui parvient à réchauffer ces zones atones étant le bienvenu, ces formules contiennent souvent des extraits rubéfiants (chauffants), comme de l'huile de piment.

Les produits à prendre par voie orale contiennent la plupart du temps des flavonoïdes, micronutriments que l'on trouve dans les légumes et les fruits, en particulier dans la peau blanche des agrumes. Comme nous le verrons au chapitre 7, un manque de flavonoïdes est l'une des causes les plus répandues de la rétention d'eau.

Le ginkgo biloba est une plante riche en flavonoïdes dont les propriétés circulatoires sont parfaitement connues et utilisées dans la formulation de spécialités pharmaceutiques de renom (Ginkor, Tanakan).

Les fleurs de trèfle et le mélilot sont traditionnellement utilisés comme veinotoniques et sont riches en coumarine, l'un des nutriments les plus efficaces contre certaines rétentions d'eau.

Le fucus vésiculeux est une algue qui entre souvent dans la formule des produits amincissants à cause de sa teneur en iode. Parce que l'iode est indispensable à l'activité de la thyroïde, un léger déficit peut ralentir le métabolisme et favoriser la prise de poids. Les personnes qui souffrent d'insuffisance thyroïdienne sont souvent sujettes au myxœdème, une sorte de rétention d'eau sous-cutanée qui donne à la peau un aspect bouffi et cireux. Mais une insuffisance thyroïdienne n'est pas toujours facile à diagnostiquer. Le laboratoire de recherche rénale de l'Institut de North Staffordshire, en Angleterre, a publié une étude montrant que, parmi des patients souffrant de rétention d'eau, plus de la moitié présentaient dans leur thyroïde des anticorps indiquant une déficience de cette glande. Après qu'ils eurent reçu des extraits thyroïdiens, leur rétention d'eau a disparu. Cependant, les examens habituels n'avaient décelé aucune insuffisance thyroïdienne. Si, en dépit de dosages normaux, vous continuez de suspecter la responsabilité de votre thyroïde, demandez à votre médecin de vous prescrire des analyses d'anticorps thyroïdiens.

Les plantes hépatiques comme **le pissenlit, la chicorée** ou **la feuille d'artichaut**, sont souvent ajoutées aux tisanes ou formules phytothérapiques anticellulite car elles réalisent un drainage du foie et de la vésicule biliaire, stimulant l'élimination des toxines mobilisées par la déstructuration de la cellulite.

Enfin, **la Centella asiatica** a été testée avec succès dans le traitement de la cellulite, notamment par le Dr A. Dalloz-Bourguignon. Cette plante, qui pousse en

Inde, en Australie, en Extrême-Orient et dans certaines régions d'Afrique, où elle est traditionnellement utilisée pour la cicatrisation des plaies et des lésions lépreuses, est une source de composés triterpénoïdes et de flavonoïdes. En Chine, elle est qualifiée d'élixir de vie car on considère qu'elle accroît la longévité. Les scientifiques qui ont étudié ses propriétés thérapeutiques ont observé que ses extraits exercent un effet veinotonique et peuvent traiter la fragilité capillaire, les varices et l'insuffisance circulatoire, une pathologie qui se traduit par un mauvais retour veineux dans les jambes. Et il est quasiment certain que ce type de problème circulatoire contribue à la formation de la cellulite.

La pollution organique et la vascularite

En faisant le test figurant au début de ce chapitre, peut-être vous êtes-vous étonnée des questions concernant vos réactions aux gaz d'échappement, aux produits d'entretien ou aux parfums. La sensibilisation chimique est pourtant en général un bon indicateur d'une forte intoxication du foie, qui risque de se traduire par une rétention d'eau.

La médecine environnementale

Les spécialistes de la médecine de l'environnement recherchent une intolérance à un aliment ou à des substances présentes dans l'environnement comme explication éventuelle d'une pathologie qui ne répond pas aux traitements classiques. Leurs traitements consistent à abaisser le niveau de pollution interne du patient. Ils commencent par procéder à des examens du foie visant à déterminer les toxiques qu'il a de la peine à éliminer. La cause de la paresse hépatique est souvent le manque de certaines enzymes impliquées dans la transformation de ces toxiques.

Une fois que des déficits ont été mis en évidence, une supplémentation en certains nutriments est prescrite en même temps qu'une alimentation hypoallergénique et qu'un contrôle strict de l'environnement, afin d'empêcher le contact du patient avec des substances agressives. Ce genre d'approche réussit souvent à rétablir la santé dans des cas apparemment désespérés de vascularite, d'asthme, de fatigue chronique ou des maladies auto-immunes[1] comme la polyarthrite rhumatoïde.

Un traitement réussi de la vascularite

L'un des grands avocats de la médecine environnementale est le Dr William Rea, de Dallas, qui en 1976 a mené une recherche des plus intéressantes sur un groupe de patients atteints de vascularite. Il s'agit d'une inflammation des vaisseaux sanguins dont l'un des symptômes est une rétention d'eau récurrente. Elle provoque aussi des hématomes et des rougeurs autour des vaisseaux lésés.

Recherchant des signes d'allergies et de sensibilisation chimique, le Dr Rea a passé en revue les symptômes de ses patients. Il a observé que tous avaient le nez bouché et s'enrhumaient facilement. La plupart éprouvaient des

1. Les maladies auto-immunes sont des pathologies souvent très graves dans lesquelles les cellules immunitaires attaquent les cellules de leur propre organisme.

douleurs musculaires, des maux de tête fréquents et souffraient de sinusite. La moitié d'entre eux avaient la gorge irritée et ressentaient une grande fatigue, quand ils n'étaient pas sujets à l'asthme, à la cystite et à la dépression. La majorité subissaient ces symptômes depuis une vingtaine d'années et avaient consulté une dizaine de médecins avant de voir le Dr Rea.

Ce dernier a formulé l'hypothèse suivante : tous ces problèmes correspondant à des symptômes allergiques, la vascularite pouvait avoir elle aussi une origine allergique. Il a placé ses patients dans un environnement protégé où ils étaient isolés des polluants chimiques modernes, et il a arrêté tous leurs traitements et supprimé les aliments suspects. Quatre ou cinq jours ont suffi pour que les symptômes disparaissent. Puis les patients ont été progressivement exposés à des aliments traités aux pesticides ou aux conservateurs, à l'eau du robinet et à des produits chimiques couramment utilisés tels que le gaz des vaporisateurs, les produits d'entretien, l'eau de Javel, la fumée de cigarette, etc. La vascularite et la rétention d'eau sont réapparues chaque fois qu'un produit toxique était inhalé, même à très faible dose. Bien qu'elle ait été publiée dans le journal médical *Annals of Allergy*, cette étude ainsi que d'autres allant dans le même sens sont restées ignorées de la profession médicale, en dépit des dangers et de l'inefficacité des traitements médicamenteux généralement prescrits dans cette maladie.

Une explication possible

Mais comment le fait d'inhaler ou d'absorber des quantités infimes de produits chimiques peut-il provoquer une inflammation des vaisseaux sanguins, des hématomes, des gonflements et une rétention d'eau ? À l'époque où il a entrepris ses recherches, le Dr Rea n'avait pas de réponse à donner mais il avait tout de même démontré que la vascularite pouvait être déclenchée par une réaction du système immunitaire, ce qui était une information novatrice et capitale.

Dans son livre *Perspectives nouvelles dans les allergies alimentaires*[1], le Dr John Gerrard, professeur de pédiatrie à l'université de Saskatchewan, au Canada, prétend détenir l'explication du phénomène. Les parois des vaisseaux sanguins ont une affinité quinze fois plus grande que le reste de l'organisme pour une sorte de toxiques chimiques nommés phénols (les plastiques, en particulier, sont composés de phénols). Cela implique simplement que les phénols vont avoir tendance à s'accumuler dans les parois des vaisseaux. Mais, dans ce cas, le système immunitaire va-t-il continuer de reconnaître les cellules de ces vaisseaux en tant que telles ? S'il ne le fait pas, il risque de les attaquer. Ce type de réaction auto-immune est assez fréquent. On sait aussi que de nombreuses substances chimiques comme le formaldéhyde, le PVC et l'acétone peuvent provoquer des réactions immunitaires dommageables pour les vaisseaux sanguins.

Comme nous allons le voir, la vascularite peut également résulter d'une atteinte tissulaire dans laquelle les acides aminés forment des liaisons anormales (*cross-linking* ou *crossover*). Ce phénomène se produit lorsque

1. *Food Allergy : New Perspectives.*

des toxiques chimiques commencent à s'accumuler dans l'organisme parce que le foie est débordé, et sa multiplication peut provoquer un certain nombre d'importants dysfonctionnements.

La pollution interne et votre foie

Afin de prévenir la rétention d'eau provoquée par la pollution interne de l'organisme, il est important de comprendre le fonctionnement du foie, dont l'une des tâches majeures consiste à nous désintoxiquer. Certains foies sont plus efficaces que d'autres et la différence d'une personne à l'autre peut être considérable – de l'ordre de soixante fois. Une personne qui fume soixante cigarettes par jour mais dont le foie est très efficace pour éliminer les substances cancérogènes de la fumée ne court peut-être pas plus de risques de développer un cancer qu'un fumeur passif muni d'un foie particulièrement paresseux.

Mais le problème est qu'il est impossible de mesurer les capacités détoxifiantes de notre foie avant qu'il ne soit soumis à des agressions toxiques. Seuls des symptômes d'intoxication peuvent nous signaler un état de « pollution interne ». Un retour vers le test proposé au début de ce chapitre page 86, vous permettra de faire le point sur la charge de travail que vous imposez à votre foie et qui risque de favoriser l'apparition de cellulite ou de vascularite.

Le Dr Jean Monro, de l'hôpital de Breakspear, en Angleterre, qui s'est spécialisée dans le traitement des maladies provoquées par la sensibilisation chimique, a observé que le foie de 58 % de ses patients est incapable de gérer l'élimination de substances aussi anodines que la caféine. Comme nous le verrons plus loin, ces foies ne sont pas malades mais simplement surchargés ou mal nourris. Leur apporter les nutriments dont ils ont besoin suffit souvent à rétablir leur fonctionnement et à leur permettre de répondre à une charge de travail normale.

Si vous souffrez de cellulite, de vascularite ou d'un type de rétention d'eau liée à la pollution interne, votre foie a besoin de toute l'aide que vous pouvez lui apporter. Souvenez-vous que cet organe majeur dépend entièrement de vous. Vous êtes la seule personne capable de veiller sur lui...

Comment le foie fonctionne-t-il ?

La plupart des déchets qui circulent dans le sang de même que les toxines absorbées avec les aliments, l'eau ou l'air ainsi que les médicaments ou les drogues ne peuvent être directement éliminés par les reins, soit parce que ceux-ci les réabsorbent constamment, soit parce qu'ils ne sont pas solubles dans l'eau. Le foie a pour mission de les transformer en corps hydrosolubles qui pourront être éliminés par les urines ou, au travers de la vésicule biliaire, par les intestins. Ce processus, qu'on appelle couramment détoxication, est plutôt une biotransformation, c'est-à-dire la transformation d'une substance en une autre, plus facile à éliminer.

Détoxication du foie : phase 1

Le foie effectue cette biotransformation en deux phases. Durant la première, les produits toxiques subissent des réactions chimiques telles que l'oxydation qui les combine avec l'oxygène. Peu à peu, les enzymes hépatiques les transforment en acides. Étant donné que ces acides sont solubles dans l'eau, ils peuvent alors être extraits du sang par les reins, qui vont les éliminer.

Mais ces substances chimiques ne perdent pas leur toxicité pour autant. En fait, les dérivés de décomposition formés pendant la phase 1 peuvent même devenir plus toxiques que les produits de départ. Il s'agit en particulier des radicaux libres. La fumée de cigarette en est un exemple caractéristique. L'organisme parvient à neutraliser certains polluants grâce à l'action d'antioxydants – vitamine C et E, caroténoïdes et flavonoïdes – et d'enzymes spécifiques. Ainsi, les fumeurs ont besoin de quatre à six fois plus de vitamine C que les non-fumeurs.

Les produits chimiques toxiques qui doivent être soumis à la phase 1 de biotransformation hépatique comprennent :

- la caféine
- l'alcool
- les dioxines
- les gaz d'échappement

• les pesticides organophosphoreux

• les émanations de peinture

• les hormones stéroïdes

• les médicaments à base de paracétamol, les tranquillisants, les somnifères, la pilule contraceptive et la cortisone.

Plus vous en absorbez, plus votre foie doit produire d'enzymes de phase 1 et plus vous avez besoin d'antioxydants.

La surcharge du foie

Mais que se passe-t-il si, pour une raison quelconque, l'organisme vient à manquer d'enzymes et d'antioxydants ? Les processus de la phase 1 s'arrêteront en cours de route. Les dérivés toxiques apparus pendant cette transformation – radicaux libres, aldéhydes, époxydes... – commenceront à s'accumuler. Avez-vous une idée des conséquences de cette intoxication sur votre état physique et psychologique ? Certaines personnes ont l'impression d'avoir « la gueule de bois », d'autres sont irritables ou déprimées, enregistrent des difficultés de concentration, de la fatigue ou font de la rétention d'eau.

Cette situation correspond à ce que nous avons décrit plus haut comme une sensibilisation chimique. Si c'est votre cas, de plus en plus de produits chimiques vont finir par vous affecter, y compris des substances naturelles contenues dans les aliments, comme les insecticides synthétisés par les plantes et l'ammoniaque des protéines. Si vous en venez à remarquer des symptômes associés à certains aliments, vous croirez peut-être qu'il s'agit d'une intolérance alimentaire mais, en fait, ils seront le signe que votre foie est surchargé de travail.

La différence entre une intolérance alimentaire et une sensibilisation à des substances chimiques naturelles est que, dans le premier cas, seuls un ou deux aliments spécifiques déclenchent un malaise alors que dans le second on se sent patraque presque tout le temps car il est pratiquement impossible d'éviter le contact avec ces substances.

Les symptômes ressentis dépendent du type de dérivés toxiques qui s'accumulent dans l'organisme. Les radicaux libres provoquent la destruction des cellules en s'attaquant à leurs membranes. Les époxydes endommagent les cellules du cerveau et augmentent le risque de cancer. Les aldéhydes (qui se trouvent en particulier dans les vins de mauvaise qualité) déclenchent des maux de tête et, dans les cas les plus sévères, des modifications des chaînes d'acides aminés, l'inflammation des vaisseaux sanguins et l'épilepsie.

Les réactions secondaires du système immunitaire sur les sites d'accumulation de ces dérivés toxiques (impliquant l'histamine et l'inflammation) varient d'une personne à l'autre. En fonction du site, elles peuvent provoquer des migraines ou de l'arthrite, de l'asthme, une vascularite, des irritations cutanées, des œdèmes ou la rétention d'eau.

Si le tableau vous correspond, votre foie a besoin d'un sérieux coup de main !

Détoxication du foie : phase 2

La deuxième phase de détoxication hépatique réalise la combinaison des composés toxiques avec l'un de ces cinq principaux types de substances :

- sulfates
- acétyles
- méthyles
- acide glucuronique
- acides aminés

Le but de l'opération n'a pas changé : provoquer la dissolution des toxiques dans l'eau afin qu'ils puissent être éliminés par les reins. Chaque produit chimique sera transformé selon un processus spécifique. Alors que la caféine est complètement dégradée en phase 1, le paracétamol doit, en phase 2, être combiné avec un sulfate, et l'aspirine à la glycine.

Les perturbations métaboliques provoquées par la pollution interne sont en partie responsables des maladies dégénératives et chroniques caractéristiques des sociétés modernes. Les travaux entrepris ces dernières années à l'université de Birmingham, en Angleterre, par le Dr Guy Steventon et le Dr Rosemary Waring ont montré que les foies de nombreux patients souffrant de fatigue chronique, de la maladie de Parkinson ou de la maladie d'Alzheimer ont plus de difficultés à effectuer leur travail de détoxication que ceux de personnes en bonne santé. Des résultats allant dans le même sens pour le cancer de la vessie ont été mis en évidence à l'université de Cincinnati, aux États-Unis. Je pense que si une étude à très grande échelle était lancée pour comparer les fonctions hépatiques de personnes en bonne santé et de malades pendant une vingtaine d'années, les résultats seraient impressionnants. Mais qui est en mesure de la financer ?

Comment soulager et aider votre foie

Si tout cela vous semble inquiétant, pas de panique ! Mon but était de vous faire prendre conscience des causes des problèmes de santé et de la rétention d'eau dont vous souffrez, et de vous inciter à adopter une meilleure hygiène de vie. Le Régime anti-rétention d'eau est une méthode qui peut non seulement résoudre votre problème de rétention d'eau mais augmenter vos chances de vivre en pleine forme pendant de très longues années. Et il n'est jamais trop tard pour s'y mettre ! Si votre foie est paresseux, le Régime anti-rétention d'eau va le réveiller. Un peu d'attention portée à votre hygiène quotidienne et quelques nutriments bien choisis peuvent faire une immense différence...

Les aliments à privilégier

Les aliments qui sont bénéfiques à d'autres organes le sont en général aussi pour le foie. Pour soulager et aider le travail du foie, il faut privilégier les aliments qui :

• apportent le moins possible de toxiques chimiques

• diminuent l'absorption sanguine des toxiques chimiques au niveau de l'intestin

• nourrissent les enzymes de biotransformation

• fournissent les substances qui doivent se combiner aux polluants en phase 2 de détoxication hépatique

• sont riches en antioxydants destinés à réduire la toxicité des dérivés chimiques de la transformation par le foie

• aident le foie à produire ses propres enzymes antioxydantes

• favorisent le drainage hépatique en stimulant la vidange de la vésicule biliaire.

Le Régime anti-rétention d'eau est conçu dans cette optique et vous trouverez la liste des aliments à privilégier dans le tableau suivant.

Les aliments et les nutriments qui aident le foie

Biotransformation		Réparation cellulaire et protection biliaire	Drainage du foie et de la vésicule
Aliment/Nutriment	**Utilisation**		
Crucifères (brocoli, chou, chou-fleur, chou de Bruxelles)	Phase 1	Chardon-marie (ou son extrait la sylimarine)	Jus de betterave
N-acétyl cystéine (acide aminé)	Phase 1 et synthèse du glutathion	Curcuma	Jus de radis
Antioxydants vitamines C, E, caroténoïdes	Neutralisation des radicaux libres produits en phase 1		Cresson
Sélénium	Synthèse de l'enzyme antioxydante glutathion peroxydase		Chicorée
Manganèse	Synthèse de l'enzyme antioxydante SOD		Pollen, melon

Biotransformation		Réparation cellulaire et protection biliaire	Drainage du foie et de la vésicule
Aliment/Nutriment	**Utilisation**		
Sulfate	Combinaison des toxines avec du soufre en phase 2		Chardon-marie (ou son extrait, la sylimarine)
Molybdène	Sulfoxydation (production de sulfate)		
Acide pantothénique (vitamine B5)	Combinaison des toxines avec de l'acétyle en phase 1		
Méthionine (acide aminé)	Combinaison des toxines avec du méthyle en phase 1		
Magnésium	Idem		
Protéines	Combinaison des toxines avec des protéines en phase 1		

Biotransformation		Réparation cellulaire et protection biliaire	Drainage du foie et de la vésicule
Aliment/Nutriment	**Utilisation**		
Gélatine (qui contient 1/3 de glycine, un acide aminé)	Combinaison des toxines avec la glycine en phase 1		
Taurine (acide aminé)	Combinaison des toxines avec la taurine en phase 1		
Glutathion réduit (acide aminé)	Combinaison des toxines avec le glutathion en phase 1		

La constipation et ses conséquences

Les aliments riches en fibres sont particulièrement importants pour prévenir l'une des causes de la pollution interne : la constipation. Les fibres constituent la partie non digestible des aliments, comme le son, la cellulose et la peau des végétaux. Certaines substances caoutchouteuses qui se trouvent dans les légumineuses et les graines ainsi que la pectine des fruits sont aussi classées parmi les fibres alimentaires. Les fibres peuvent absorber plusieurs fois leur poids d'eau, donnant ainsi du volume aux selles, ce qui permet les mouvements de l'intestin et leur expulsion.

Outre des fibres et de l'eau, les selles se composent de déchets que le foie rejette vers la vésicule biliaire, de toxines produites par la flore intestinale et de millions de bactéries mortes. Lorsque cette mixture, qu'on appelle le bol fécal, arrive dans le côlon, elle est encore assez liquide. L'une des fonctions du côlon consiste à extraire une partie de l'eau du bol fécal afin de la renvoyer vers le sang, chargée de certaines substances qui y sont dissoutes. L'organisme n'a besoin que des nutriments utiles comme les vitamines et les sels minéraux. Mais il arrive que des déchets toxiques et des toxines bactériennes soient en même temps réabsorbés par le sang. Plus longtemps le bol fécal reste dans l'intestin, plus des substances indésirables risquent d'être réabsorbées, contribuant ainsi à surcharger le foie.

Le son peut stimuler le péristaltisme, mais surtout parce qu'il est irritant pour les intestins qui cherchent à s'en débarrasser au plus vite. Une alimentation incluant une grande variété de céréales complètes, de légumineuses, de légumes et de fruits, comme le Régime anti-rétention d'eau, offre le meilleur moyen de se procurer les différents types de fibres dont l'organisme a besoin. Elle assure en même temps un apport important de tous les nutriments essentiels contenus dans ces végétaux. Dans le terme nutriments, je n'inclus pas seulement les vitamines, les minéraux, les glucides et les protéines mais aussi les acides gras insaturés, les flavonoïdes, les caroténoïdes et les stérols, dont on connaît l'importance dans le maintien de la santé et la prévention des maladies.

Parmi les légumes, **le brocoli, le chou et le chou-fleur** facilitent le travail de biotransformation du foie, tandis que **la betterave, les radis et le cresson** favorisent son drainage en stimulant la vésicule biliaire.

Pourquoi ne pas utiliser dans vos préparations culinaires **le curcuma**, une épice jaune qui entre dans la recette du curry indien et qui possède des propriétés spécifiques pour protéger les cellules hépatiques ? Enfin, plusieurs études ont démontré que les extraits de **chardon-marie** et son principe actif, la sylimarine, en tisane ou en gélules, protègent les cellules du foie et favorisent sa régénération s'il a subi des dégâts.

Le jeûne peut-il aider le travail du foie ?

Bien que le jeûne puisse être utile pour reposer un système digestif surmené, il conduit cependant à une mobilisation rapide et massive des graisses corporelles et des toxines qu'elles contiennent. Une fois que ces toxines seront libérées, elles devront être filtrées et transformées par le foie, qui ne pourra effectuer cette tâche sans un apport de protéines. Par conséquent, dans le cas où vous enregistrez des symptômes de sensibilisation à des résidus chimiques, le jeûne n'est pas recommandé. Votre consommation de protéines doit rester suffisante, même si votre apport calorique total est revu à la baisse car vos symptômes risqueraient de s'aggraver en même temps qu'augmenterait le taux des produits intermédiaires nocifs provenant de la dégradation des toxines.

Certains compléments alimentaires sont-ils nécessaires pour faciliter le travail du foie ?

Les spécialistes de la médecine environnementale prescrivent l'utilisation importante de compléments nutritionnels destinés à faciliter la biotransformation hépatique. Les nutriments requis peuvent être déterminés par des tests de la fonction hépatique qui utilisent un marqueur comme la caféine ou l'aspirine afin de mesurer l'efficacité de chaque étape du processus de biotransformation. On avale une quantité bien précise du marqueur qui, à l'issue de sa dégradation par un foie normal, doit réapparaître dans les urines sous la forme d'un métabolite particulier. Au bout d'un certain temps, on recueille un échantillon d'urine afin de l'analyser. Un taux de métabolite inférieur à la normale indique l'inefficacité du mécanisme d'élimination de la substance toxique testée. Il se peut qu'une seule étape du processus soit en cause, mais c'est parfois le système entier qui est défectueux. Chaque rouage du mécanisme fait appel à certains nutriments et peut être amélioré par une supplémentation adéquate.

En général, la pollution de l'organisme augmente nos besoins en de nombreux minéraux, vitamines, acides aminés et autres micronutriments. Une alimentation mieux équilibrée et de meilleure qualité suffit souvent à obtenir un meilleur fonctionnement du foie. Cependant, il arrive que certaines personnes qui se nourrissent correctement ne parviennent pas à absorber certains nutriments essentiels. Parfois, l'organisme montre des difficultés à synthétiser certaines substances complexes comme la taurine, le glutathion ou des acides gras oméga-3 tels que le DHA et l'EPA. L'utilisation de suppléments à doses nutritionnelles, c'est-à-dire sans excès, garantit un apport nécessaire sans risque de surdosage.

Les sources de toxiques chimiques dans notre environnement

Environ soixante mille produits chimiques sont présents dans le commerce. Trois mille proviennent des additifs alimentaires et huit cents de l'eau du robinet. Ils contribuent tous à la pollution de notre organisme. Les polluants sont apportés par :

- les gaz d'échappement, en particulier les particules carcinogènes dégagées par la combustion du gasoil ;
- les usines et centrales thermiques qui rejettent du plomb dans l'atmosphère, les rivières et la mer ;
- les poissons pêchés dans les eaux polluées, surtout près des côtes ;
- les aliments contaminés par des pesticides ;
- les retombées industrielles sur les produits agricoles et les animaux qui s'en nourrissent ;

• les nuages invisibles de pesticides qui se répandent autour de la planète et que nous respirons. Les pesticides sont répandus sur la chaussée et dans les parcs, on les utilise dans les jardins et pour protéger le bois des constructions, et on les retrouve dans l'eau de boisson.

Nous introduisons aussi des polluants dans nos habitations en utilisant des produits ménagers :

• les désodorisants d'atmosphère,

• les additifs alimentaires,

• les vaporisateurs cosmétiques (déodorants, produits capillaires, parfums),

• les détachants,

• la poussière,

• les insecticides,

• le formaldéhyde dégagé par les meubles capitonnés et les tapis neufs,

• les émanations de gaz dans les garages en sous-sol,

• les émanations des cuisinières à gaz et des chaudières,

• les produits de jardinage,

• les produits d'entretien ménager,

• les moisissures,

• les huiles de friture usagées (qui augmentent la teneur en peroxyde des aliments),

• les lessives et détergents,

• la fumée de cigarette,

• les médicaments inutiles,

• les drogues.

Notre organisme risque aussi d'être pollué par des dérivés chimiques sécrétés par une flore intestinale mal équilibrée. La fatigue et la confusion mentale ressenties par les personnes qui ont des *Candida albicans,* par exemple, peut résulter des aldéhydes nocifs sécrétés par ces germes.

CHAPITRE 7

Votre « tuyauterie » personnelle

Prenez soin de vos vaisseaux sanguins et lymphatiques

Ce chapitre décrit les mécanismes d'échange liquidien entre le système circulatoire et les cellules des muscles, des organes et de tous les tissus corporels. Il aborde aussi une cause importante de la rétention d'eau : l'engorgement du système lymphatique qui a pour fonction de drainer l'eau extracellulaire afin de la redistribuer vers le sang.

Vous apprendrez comment le stress, certains déficits nutritionnels ou la sédentarité peuvent perturber le bon fonctionnement de ces réseaux, certes complexes, mais que l'on peut réguler sans peine.

Une expérience personnelle : Nicole menait une vie trop sédentaire.

Nicole était très apathique. Comme elle ne travaillait pas, elle passait le plus clair de son temps chez elle, au lit ou à regarder la télévision et lire les journaux. Le soir, elle allait chez des amis ou bien ceux-ci venaient la voir pour boire quelques verres de vin ou canettes de bière devant la télé. Parfois, elle allait prendre un pot dans un café. Elle ne pratiquait aucun sport et ne s'adonnait à aucune sorte d'exercice.

Inutile de dire qu'à ce rythme elle grossissait à vue d'œil. Et quand elle tenta de suivre un régime basses calories, ce fut sans succès. Puis elle fut embauchée à un poste de vendeuse-magasinière dans un supermarché et, en quelques jours, ses kilos fondirent comme neige au soleil. Sa vie sédentaire avait ralenti sa circulation lymphatique à tel point que ses tissus fixaient beaucoup trop d'eau. Il avait suffi qu'elle se mette à travailler et à se remuer pour que son système lymphatique soit réactivé et qu'elle élimine l'eau qu'elle avait retenue pendant des mois.

Test : Votre rétention d'eau est-elle liée à une insuffisance circulatoire ou lymphatique ?

• Mangez-vous des fruits et des légumes moins de deux fois par jour ?

• Vos règles sont-elles abondantes ?

• Avez-vous facilement des bleus ?

• Avez-vous des varicosités ou de la couperose ?

• Évitez-vous de faire de l'exercice ?

• Restez-vous assise chaque jour pendant de longues heures ?

Vos réponses :

• Si vous avez répondu oui à au moins deux des quatre premières questions, il est fort probable que votre rétention d'eau soit due à la porosité de vos vaisseaux sanguins.

• Si vous avez répondu oui à l'une des deux dernières questions, votre rétention d'eau est causée ou aggravée par un engorgement lymphatique.

La circulation sanguine

Imaginez que les liquides circulent dans votre organisme à la manière de l'eau dans votre maison, au travers de gros tuyaux qui l'acheminent vers de plus petits conduits se terminant en robinets, et d'un système de drainage destiné à rejeter les eaux sales. Dans votre organisme, les conduits principaux s'appellent des artères. Celles-ci ont un large diamètre et transportent le sang artériel chargé d'oxygène et formé de :

• **cellules sanguines** : globules rouges, globules blancs et plaquettes

• **plasma** : un liquide transparent et fluide qui contient des nutriments dissous ainsi que d'autres substances.

Le sang artériel est rouge vif car il provient des poumons, où les globules rouges ont fait provision d'oxygène qui a modifié leur couleur. Comme ce sang est expulsé directement par le cœur, chaque battement exerce sur les artères une pression considérable (c'est pourquoi le sang jaillit par saccades d'une artère sectionnée et l'hémorragie qui en résulte est souvent mortelle). Cette forte pression sert à propulser le sang dans le corps tout entier, avec l'oxygène et les nutriments qu'il contient.

Les artères, les capillaires, les tissus et les cellules

Les artères se divisent en branches de plus en plus étroites. Les petites artères se nomment des artérioles.

Les ramifications les plus fines – que l'on discerne à peine à l'œil nu – sont appelées des capillaires et l'on estime que ces derniers représentent une longueur totale d'environ 40 000 kilomètres. Les capillaires conduisent le sang vers les différents tissus corporels, qui se composent de nombreuses sortes de cellules. Il y a par exemple le tissu cardiaque, le tissu hépatique, le tissu cutané et le tissu musculaire. La cellule correspond à la plus petite unité d'un organisme vivant.

Comment les liquides circulent dans les capillaires

Les capillaires ne sont pas munis de robinets régulant l'écoulement des liquides mais leurs parois sont équipées d'un système de filtration intégré. Ce filtre permet au plasma sanguin de passer des capillaires vers les espaces interstitiels qui s'étendent entre les cellules des tissus environnants. Quand les cellules baignent dans ce liquide, elles en absorbent l'oxygène et les nutriments dissous, tout en y déversant leurs déchets métaboliques. Une fois que le plasma pénètre dans les espaces interstitiels, il prend le nom de liquide interstitiel ou liquide extracellulaire. Ces espaces interstitiels sont capables de fixer un grand volume de liquide : il s'agit là du phénomène de la rétention d'eau.

À mesure que les déchets de la vie cellulaire sont déversés dans le liquide interstitiel, le filtre intégré dans les parois des capillaires permet à ce dernier de retourner vers les vaisseaux sanguins, qui l'achemineront vers le foie et les reins afin que ceux-ci s'occupent de le nettoyer et d'éliminer ses déchets. Les capillaires qui reçoivent le sang chargé de toxines s'appellent les capillaires veineux. Ils sont reliés aux veinules puis aux veines, vaisseaux de plus large diamètre qui ramènent le sang vers le cœur. Tout excès de liquide interstitiel qui n'est pas pompé par les capillaires sanguins est récupéré par la circulation lymphatique, un autre système qui, comme nous allons le voir, joue un rôle capital dans la prévention de la rétention d'eau.

Alors que le sang artériel est rouge vif et gorgé d'oxygène et de nutriments, le sang des veines et des capillaires veineux est sombre et chargé de toxines et de gaz carbonique. Les deux systèmes sanguins ne sont pas séparés car, en bout de circuit, les capillaires artériels deviennent des capillaires veineux qui sont reliés aux veines. Les veines retournent alors au cœur, qui renvoie le sang vers les poumons, où il refera le plein d'oxygène.

Comment le volume du liquide interstitiel est-il régulé ?

Notre organisme essaie de maintenir un équilibre entre les différentes substances contenues dans le plasma sanguin et le liquide interstitiel. Par exemple, si ce dernier contient beaucoup de glucose, le plasma va retenir le sien jusqu'à ce qu'une quantité suffisante de glucose interstitiel pénètre dans les cellules. En revanche, si le taux de glucose interstitiel est trop bas, le plasma chargé de glucose après un repas va rapidement libérer le sien jusqu'à ce que les deux niveaux soient en équilibre.

Ce mécanisme fonctionne aussi dans l'autre sens. Quand les cellules contiennent trop de gaz carbonique, celui-ci est transféré vers les capillaires. Les mouvements de l'eau sont régulés de la même manière. Un liquide dilué aura tendance à s'écouler vers un liquide concentré afin d'équilibrer leurs volumes. Par conséquent, quand le liquide interstitiel est plus concentré que le sang, le plasma quitte les capillaires pour pénétrer dans les tissus.

Le volume du liquide interstitiel est normalement de trois à quatre fois celui du plasma. Cet équilibre est maintenu par trois mécanismes principaux :

- la différence de pression de chaque côté des parois des capillaires

- la perméabilité des parois capillaires

- la différence des concentrations en protéines du plasma et du liquide interstitiel.

Ainsi, tout excès de liquide dans les tissus doit être drainé vers les capillaires veineux, parce que la pression sanguine y est faible et que leur plasma est très concentré en protéines qui exercent une force hydrophile. Cependant, les capillaires artériels amènent chaque jour aux tissus plus de deux litres de liquide que les capillaires veineux ne sont pas capables de réabsorber. Parce que ce liquide interstitiel en excès ne peut retourner directement dans le courant sanguin, sa remise en circulation est obligée de s'effectuer par l'intermédiaire du circuit lymphatique.

Au chapitre 3, nous avons vu qu'une alimentation très pauvre en protéines peut provoquer la rétention d'eau. La raison en est qu'un tel régime induit une faible concentration en protéines du plasma, diminuant sa force hydrophile et laissant le liquide interstitiel s'accumuler dans les tissus.

Une rétention d'eau risque de survenir chaque fois que l'un des trois mécanismes régulateurs décrits plus haut est perturbé. Voyons comment ce phénomène peut se produire.

Les troubles de la pression capillaire

Plusieurs facteurs sont susceptibles d'intervenir dans l'équilibre des liquides corporels en modifiant la pression sur les parois des capillaires.

Le stress et l'insuffisance veineuse

Par exemple, des hormones comme l'adrénaline, l'acétylcholine et l'angiotensine font varier la tension en dilatant ou en contractant les artérioles. C'est ce qui se passe dans les situations de stress. Face à une agression – physique, psychologique ou environnementale –, l'adrénaline élève la tension artérielle en provoquant la vasoconstriction des vaisseaux sanguins aux extrémités du corps pour augmenter le flux sanguin dans les muscles afin de nous permettre de nous enfuir ou de combattre.

Chez une personne en bonne santé, les variations de la tension ne sont que temporaires et n'exercent pas d'effets durables sur les liquides des tissus. En revanche, une insuffisance veineuse ou cardiaque risque d'induire des modifications quasi permanentes de la pression sanguine qui affecteront la capacité des capillaires à réabsorber le liquide interstitiel. C'est pourquoi ces pathologies peuvent causer une rétention d'eau et une prise de poids importantes.

L'insuffisance cardiaque

Cette pathologie, qui provoque un œdème sévère, peut avoir un double effet sur la rétention d'eau. Parce que le cœur pompe le sang avec une puissance affaiblie, la circulation est ralentie dans les reins. Le cerveau reçoit l'information – erronée – que le niveau total des liquides corporels est trop bas et, en réaction, augmente la sécrétion d'aldostérone, l'hormone qui commande la rétention du sel. Dès que le taux sanguin de sodium s'élève, les reins retiennent l'eau au lieu de l'éliminer. Le volume des urines diminue et celui de l'eau dans les tissus augmente, surtout dans les pieds et les chevilles, qui sont les parties du corps où la pression est la plus forte en raison de la gravité. Les membres inférieurs peuvent enfler au point qu'il devient nécessaire de porter des collants de contention ou des chaussures d'une pointure supérieure.

Si vous souffrez de cette maladie, il serait intéressant de consulter un naturopathe, qui pourra vous prescrire des traitements phytothérapiques ou manuels en complément du Régime anti-rétention d'eau.

La perméabilité des parois capillaires

Les parois des vaisseaux capillaires sont suffisamment poreuses pour laisser passer le plasma, les protéines et les micronutriments. Chez une personne en bonne santé, leur perméabilité est strictement contrôlée. Mais si les capillaires « fuient », les tissus environnants risquent de se saturer en protéines. Et puisque ces dernières attirent l'eau, le plasma quitte le sang, le volume du liquide interstitiel augmente et une rétention d'eau apparaît. En outre, l'organisme va tenter de compenser la perte du volume sanguin en sécrétant de l'aldostérone, qui provoque la fixation du sel, ce qui diminue le volume des urines et aggrave le problème. Un bon tonus des capillaires est donc une condition essentielle pour éviter la rétention d'eau.

Qu'est-ce qui rend les capillaires trop poreux ?

Les principaux facteurs pouvant augmenter la perméabilité des capillaires sont :

- un choc
- une infection
- une blessure des vaisseaux (bleus, frottement, entorse, radiations)
- certains déficits nutritionnels
- un déséquilibre de la sécrétion des prostaglandines (voir chapitre 8).

Par exemple, le frottement d'une chaussure ou une brûlure détruisent les capillaires sous-cutanés et le plasma s'écoule sous la peau, qui forme une ampoule. L'histamine, une substance produite lors de réactions allergiques, diminue la cohésion des cellules des parois des vaisseaux, ce qui provoque des fuites de liquide dans les tissus alentour.

Des capillaires trop perméables se reconnaissent aux signes suivants :

- tendance aux bleus
- varicosités et couperose
- règles abondantes.

Comment garder des capillaires en bon état

Il est essentiel de fournir aux capillaires les nutriments dont ils ont besoin pour rester toniques, c'est-à-dire en priorité de la vitamine C et des flavonoïdes, que l'on trouve dans les fruits et légumes frais. La peau blanche des agrumes est particulièrement efficace car elle est très riche en flavonoïdes. Ce n'est pas vraiment un délice mais, hélas, les parties les plus denses en micronutriments sont souvent celles que l'on a tendance à jeter ! Si vous ne consommez pas chaque jour suffisamment de fruits et de légumes, vous risquez fort de faire de la rétention d'eau.

Une étude scientifique menée en France a clairement démontré qu'une supplémentation en flavonoïdes est efficace pour soulager la rétention d'eau résultant d'une insuffisance capillaire. L'effet veinotonique des flavonoïdes est connu depuis un demi-siècle déjà. Dans les années cinquante, ils ont été utilisés avec succès, en association avec la vitamine C, pour traiter des lésions des capillaires provoquées par des radiations, et il est étonnant qu'ils soient si rarement prescrits aux malades qui doivent être traités par radiothérapie.

Les déséquilibres de la concentration en protéines des liquides corporels

Nous avons vu que la rétention d'eau peut résulter d'une différence de concentration en protéines entre le plasma sanguin et le liquide interstitiel. Si les parois des capillaires sont trop poreuses, elles laissent fuir trop de protéines dans le liquide extracellulaire. Et lorsque la concentration en protéines augmente dans les espaces intercellulaires, ceux-ci attirent du liquide plasmatique qui ne peut retourner vers le sang avant que cette concentration ne diminue.

Comme nous l'avons vu au chapitre 6, différents facteurs peuvent exagérer la perméabilité des capillaires. Mais, tant que le taux de protéines dans le liquide interstitiel n'est pas excessivement élevé, la situation n'est pas désespérée. Le système lymphatique va récupérer une partie des protéines extracellulaires pour les ramener au courant sanguin, et c'est l'une de ses fonctions habituelles. C'est seulement lorsqu'il ne parvient pas à canaliser le liquide interstitiel et ses protéines que ceux-ci stagnent dans les tissus. C'est pourquoi toute insuffisance du système lymphatique provoque une rétention d'eau plus ou moins grave qu'on nomme lymphœdème.

La circulation lymphatique

Les vaisseaux lymphatiques sont présents dans toutes les parties du corps et jouent un rôle essentiel dans la prévention de la rétention d'eau. Ce rôle consiste à drainer le liquide extracellulaire que les capillaires ne parviennent pas à réabsorber. Leurs parois sont très fines et très poreuses afin d'être le plus perméables possible à toutes sortes de particules, y compris les protéines.

Une fois que le liquide interstitiel pénètre dans le système lymphatique, il devient de la lymphe qui va circuler dans des petits vaisseaux convergents pour former des conduits de plus en plus gros. Les deux plus gros sont finalement connectés à des veines du cou où la lymphe rejoint le sang. Toute obstruction ou tout engorgement du système lymphatique empêchera donc le liquide interstitiel de retourner vers le sang et provoquera une rétention d'eau parfois très sévère.

L'importance capitale de l'exercice pour la circulation lymphatique

Contrairement au sang, la lymphe n'a pas de cœur pour la propulser. Sa circulation dépend du massage exercé par les muscles sur les parois des vaisseaux lymphatiques qu'ils entourent. Ces derniers sont munis de valves destinées à empêcher le reflux de la lymphe et à la conduire en direction des sites où elle rejoint le sang. Parce qu'il induit des contractions musculaires qui produisent un effet de pompage, l'exercice régulier est donc l'un des seuls facteurs capables de stimuler la circulation lymphatique.

L'une des raisons pour lesquelles les voyages en avion peuvent provoquer une rétention d'eau réside dans l'immobilité forcée que subissent les voyageurs. De même, l'alitement prolongé est souvent redoutable, et c'est pourquoi les infirmières obligent les patients à se lever et à marcher très tôt, même après une grosse intervention chirurgicale. Et un mode de vie trop sédentaire est responsable de ce que les Américains surnomment « l'œdème de la télé » ! Tout mouvement, quel qu'il soit, se montre bénéfique. Il suffit de bouger les pieds pour que les vaisseaux lymphatiques se remplissent déjà mieux que si l'on ne remue pas le moindre orteil.

Les bienfaits du massage

Si, pour une raison ou une autre, il vous est impossible de pratiquer de l'exercice, le meilleur moyen de dynamiser votre circulation lymphatique est le massage. Contrairement au malaxage cellulitique, celui-ci ne doit pas être trop vigoureux car les vaisseaux lymphatiques sont très délicats et risquent facilement d'être endommagés. L'encadré de la page 134 décrit la technique, les points de pompage et le sens d'un massage que des spécialistes utilisent pour soulager les patients atteints d'œdèmes et qu'on nomme « drainage lymphatique ».

Si l'on se frotte un membre qui vient de recevoir un coup, c'est parce qu'on sait d'instinct que c'est une excellente façon de stimuler la circulation lymphatique autour du traumatisme. Les blessures s'accompagnent généralement d'une rétention d'eau qui, si elle est importante, aggrave la douleur. Dans un petit accident d'auto, je me suis assez sérieusement tordu un doigt dont l'articulation est restée douloureuse et enflée pendant plus d'un an. C'est seulement en le massant régulièrement que j'ai réussi à drainer l'accumulation de liquide responsable du problème. Selon les médecins spécialisés dans les troubles lymphatiques, le fait qu'il ait mis si longtemps à dégonfler n'est pas inhabituel. Et la rétention d'eau peut même devenir une cause directe de l'inflammation.

Poches sous les yeux et paupières enflées

Sous les yeux, la rétention d'eau survient lorsque les tissus avoisinants sont relâchés. Comme ils manquent de tonus, la circulation lymphatique est trop faible pour renvoyer le liquide interstitiel, qui s'accumule pour faire gonfler les paupières ou former des poches disgracieuses. Ce problème se corrige assez facilement. Le relâchement tissulaire provient souvent d'un manque de vitamine C et de flavonoïdes que les fruits et légumes du Régime anti-rétention d'eau vous apporteront en abondance. Chaque jour, un massage doux des yeux, du visage, du nez et des aisselles aidera votre système lymphatique à drainer le contour de vos yeux. Vous devez aussi pratiquer quelques exercices du buste et de la tête, tels que des rotations des bras, des épaules et du cou.

Les atteintes des ganglions

La lymphe est filtrée tout au long du corps et des membres par des chaînes de ganglions dont les principaux se trouvent dans le cou, les aisselles, les aines et le ventre. En cas d'ablation chirurgicale, d'inflammation ou de fibrose des ganglions, le flux de la lymphe risque d'être bloqué, faisant enfler le membre en question.

Inflammation, système lymphatique et rétention d'eau hyperprotéique

Alors que l'œdème interstitiel est souvent la conséquence d'une inflammation, il existe une autre sorte de rétention d'eau, nommée hyperprotéique, qui provoque vraisemblablement une inflammation. Elle survient lorsque les capillaires laissent fuir tellement de protéines dans les tissus interstitiels que le système lymphatique est débordé. Les protéines attirent alors de l'eau dans les tissus.

On sait que l'accumulation de protéines provenant du plasma sanguin exerce une action irritante et inflammatoire dans les tissus, provoquant rougeurs et gonflements. Si l'inflammation se prolonge, les tissus risquent de subir des lésions. Les spécialistes pensent que la rétention d'eau de type hyperprotéique peut avoir les mêmes conséquences.

C'est le Dr John Casley-Smith, ex-président de la Société internationale de lymphologie et qui travaille à l'université d'Adélaïde, en Australie, qui a publié le plus grand nombre de travaux à ce sujet. Dans son livre *Œdèmes hyperprotéiques et benzopyrones*, il répertorie les principales causes de la rétention d'eau hyperprotéique :

- Lésion des vaisseaux sanguins due soit à un frottement, une entorse ou une blessure, soit à une agression chimique comme celles décrites au chapitre 6. Par exemple, il a été observé qu'une exposition unique à certains herbicides peut provoquer des œdèmes durables. Si l'irritant est inhalé, il risque de déclencher un œdème pulmonaire.

- Agrandissement des espaces entre les cellules des parois des capillaires, résultant d'une sécrétion d'histamine due à une réaction allergique. Ce relâchement provoque la fuite de liquide et de protéines dans les espaces interstitiels.

- Manque de tonus des parois des vaisseaux due à des déficits nutritionnels en vitamines B, C et en flavonoïdes.

- Lésion ou obstruction d'une section du système lymphatique.

- Sédentarité.

Ainsi, il est possible qu'une pathologie diagnostiquée comme une arthrite, avec une articulation rouge, enflée et la destruction du cartilage, ait débuté par une rétention d'eau hyperprotéique provoquée par l'atonie des vaisseaux au niveau de l'articulation. Les engelures qui mettent longtemps à cicatriser et finissent par déformer les articulations des doigts sont un autre cas de figure. Elles résultent probablement de la combinaison de déséquilibres nutritionnels qui fragilisent les vaisseaux et les rendent vulnérables au froid et aux changements brusques de température.

Quels sont les dégâts causés par une inflammation durable ?

La fibrose

Il s'agit d'un durcissement des tissus qui peut :

- empêcher le liquide interstitiel de retourner vers les vaisseaux lymphatiques

- ralentir la circulation lymphatique

- gêner le passage dans le liquide interstitiel des macrophages qui devraient normalement y dégrader les protéines retenues.

En fait, tout type de rétention d'eau risque de créer un cercle vicieux aggravant le problème.

Le système lymphatique draine le corps de la tête aux pieds et le Dr Casley-Smith remarque que toutes les maladies organiques peuvent être causées ou aggravées par sa congestion. Les plus graves des pathologies associées à une inflammation liée aux protéines sont les maladies auto-immunes dans lesquelles les globules blancs se mettent à agresser, par exemple, le tissu articulaire, les cellules nerveuses ou la glande thyroïde. Ces auto-aggressions surviennent lorsque certains tissus prennent un aspect anormal au point que les leucocytes et les anticorps les reconnaissent comme un corps étranger à éliminer. C'est la présence excédentaire de protéines dans les espaces interstitiels qui peut donner un aspect anormal aux tissus et provoquer une réaction auto-immune.

L'élargissement des espaces interstitiels

L'une des conséquences hautement destructrices de la rétention d'eau est l'élargissement des espaces interstitiels provoqué par un trop grand volume de liquide dans les tissus. Plus ces espaces sont engorgés, plus les cellules s'éloignent les unes des autres ainsi que de leur source d'oxygène et de nutriments vitaux. Même mineures, les rétentions d'eau rompent les liaisons et les contacts qui permettent le passage de l'oxygène du sang des capillaires vers les cellules.

Cependant, nous ne savons encore que peu de choses sur les conséquences d'un tel phénomène. Il est certain que, lorsque les cellules sont privées d'oxygène, les plaies cicatrisent difficilement, mais qu'en est-il des nutriments ? Lorsqu'ils sont dilués dans un trop grand volume de liquide interstitiel, nos cellules réussissent-elles encore à en absorber une quantité suffisante ? Et que se passe-t-il si notre alimentation n'est pas assez dense, nutritionnellement parlant ? Si les nutriments ne parviennent pas à atteindre les cellules en quantités suffisantes, des signes de déficiences se manifesteront-ils ?

Un risque de cancer

Il est scientifiquement démontré que, lorsque les espaces interstitiels sont saturés de liquide, les tissus deviennent bien plus perméables à toutes sortes de particules toxiques qu'ils n'absorberaient pas en temps normal. Lorsque des molécules dangereuses, comme les radicaux libres, entrent en contact avec les cellules, elles déclenchent des réactions en chaîne de destruction des membranes et de l'ADN, ce qui va provoquer des « fuites » de matériel génétique endommagé, hors des cellules. Ce phénomène accroît les risques de cancer.

S'opposer à la congestion lymphatique

Ici encore, pas de panique ! Faire de la rétention d'eau ne signifie pas que vous aurez un cancer ou une maladie auto-immune. Les informations ci-dessus visent simplement à vous motiver pour initier dans votre vie certains changements qui seront une véritable mesure de prévention pour votre santé en général et pour éviter la rétention d'eau en particulier.

Bougez autant que possible

• Pour avoir un système lymphatique performant, évitez autant que possible de rester assise pendant des heures devant la télé ou au bureau.

• En cas de blessure, ne laissez pas la douleur vous paralyser : l'immobilisation aggrave l'œdème provoqué par la lésion et, par conséquent, la douleur. Bien sûr, il n'est pas possible ni recommandé de bouger un os fracturé mais, si vous avez le bras cassé par exemple, vous pouvez, plusieurs fois par jour, faire quelques rotations du cou et des épaules ainsi que des étirements et vous masser les aisselles afin d'encourager la circulation lymphatique sur les ganglions qui s'y trouvent.

• En cas de graves pathologies invalidantes, comme la paralysie ou la myasthénie, les patients trouveront qu'un massage quotidien, basé sur les principes du drainage lymphatique, leur apporte un immense confort corporel en leur évitant de gonfler et bien des douleurs.

Préférez les flavonoïdes aux diurétiques

Les médecins ne devraient jamais traiter la rétention d'eau hyperprotéique avec des diurétiques, qui ne réussissent qu'à déshydrater les tissus de manière temporaire. Les protéines responsables du problème ne seront pas neutralisées par le médicament mais resteront dans les tissus, où elles attireront à nouveau et très rapidement de l'eau. En outre, la déshydratation provoque la constipation et augmente la fixation organique du sodium, et donc celle de l'eau. Le Dr G. Lagrue, spécialiste des reins dont nous avons déjà cité les travaux, a décrit un type de rétention d'eau provoqué par les diurétiques et les laxatifs.

Heureusement, un autre traitement est prescrit avec succès par de nombreux angiologues en Australie, en Allemagne et en Italie. Il associe les flavonoïdes que sont la quercétine et la rutine à un extrait de coumarine. Vous trouverez au chapitre suivant la description détaillée de ces substances d'origine végétale qui renforcent et tonifient les vaisseaux. Si vous avez de la couperose ou des varices, vous devez savoir que l'un de ces nutriments, la rutine extraite du petit houx, peut être utilisé pour réparer les fibres d'élastine et de collagène des vaisseaux sanguins. Et, au chapitre 6, nous avons déjà mentionné les importantes propriétés veinotoniques de la *Centella asiatica.*

Le drainage lymphatique

Le drainage lymphatique est une technique de massage visant à stimuler la circulation de la lymphe. Elle a été mise au point pour soulager les femmes opérées d'un cancer du sein à qui on a dû enlever les ganglions lymphatiques des aisselles, une opération qui provoque des œdèmes du bras. Cette pathologie est couramment appelée « le gros bras ».

Dans un drainage lymphatique destiné à lutter contre la rétention d'eau générale, la lymphe doit être poussée depuis les extrémités du corps en direction du buste. Mais il faut commencer par travailler sur les zones centrales afin de créer un réservoir dans lequel les conduits collecteurs de lymphe pourront s'évacuer. La technique consiste à utiliser des mouvements de pompage très doux et rythmiques, réalisés avec le plat de la main ou le bout des doigts en fonction de l'importance de la zone où le pompage doit être effectué.

1 - On commence donc par vider les réservoirs de lymphe en pompant les deux principaux collecteurs de chaque côté du cou et sous le plexus.

2 - Puis on vide les ganglions sous les aisselles, autour du ventre, dans les aines et derrière les genoux.

3 - On pompe à nouveau les vaisseaux des collecteurs du cou et sous le plexus pour les vider.

Une fois que les différents réservoirs sont bien drainés,

on va pouvoir y faire remonter le lymphe répartie dans les membres.

4 - On commence par pomper la plante et le dessus d'un pied en passant les doigts entre les os, puis autour de la cheville (de chaque côté de la malléole).

5 - La main entière entourant le membre, on pompe la jambe, à nouveau avec le bout du doigt, les ganglions derrière le genou, puis, avec la main entière, la cuisse jusqu'à l'aine et au ventre.

6 - Même chose pour l'autre jambe, en effectuant des mouvements de pompage depuis la plante du pied jusqu'à l'aine.

7 - On passe aux bras, en réalisant des mouvements de pompage doux depuis chaque doigt, en passant par le poignet, l'avant-bras, l'intérieur du coude, le bras jusque sous les aisselles.

8 - On termine en pompant à nouveau le ventre et les vaisseaux collecteurs de chaque côté du cou et sous le plexus.

Vous pouvez réaliser ce drainage lymphatique vous-même chaque jour, en un circuit rapide qui vous prendra une dizaine de minutes. Son efficacité sera améliorée si vous utilisez un produit amincissant de drainage (les crèmes et les gels contre la cellulite ou les jambes lourdes contiennent en général des plantes anti-rétention d'eau).

Mais, pour profiter pleinement des effets de ce massage, qui peuvent être vraiment spectaculaires, il est nécessaire de se le faire administrer par un kinésithérapeute spécialisé en drainage lymphatique. Vous trouverez des adresses auprès de la Fédération des praticiens en drainage lymphatique manuel ou des écoles qui l'enseignent (ces renseignements se trouvent en fin de livre). Demandez à votre médecin de vous prescrire une série de séances, généralement deux ou trois par semaine pendant un ou deux mois. Une fois la circulation lymphatique relancée, les séances pourront être espacées et vous les relayerez par des automassages chez vous.

Les angiologues recommandent le drainage lymphatique aux athlètes et aux danseurs lorsqu'ils se blessent. Une minute consacrée à vider les ganglions du ventre, derrière le genou et de chaque côté des malléoles, parvient à diminuer la douleur d'une cheville foulée et à améliorer sa mobilité.

Comment exécuter un drainage lymphatique

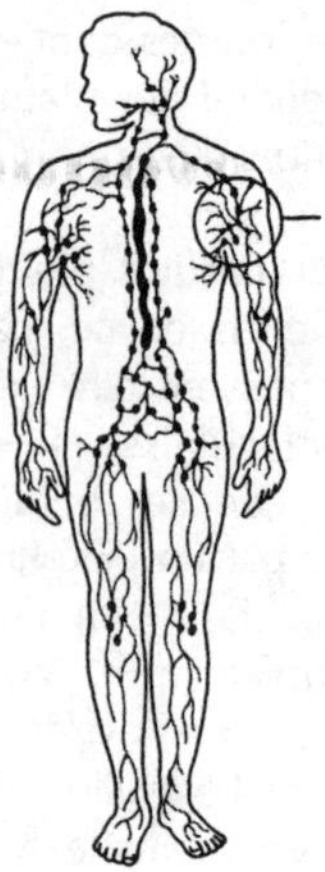

Ganglions : commencez par les pomper, puis faites remonter la lymphe par pompages doux et réguliers en remontant des extrémités en direction du cœur.

CHAPITRE 8

La rétention d'eau provoquée par certains déficits en vitamines et minéraux

Sommes-nous toujours conscients d'éventuels déficits nutritionnels ? Pas forcément. Les insuffisances d'apports en vitamines et minéraux se traduisent par de nombreux symptômes auxquels nous ne prêtons guère attention :

- une peau terne ou des boutons
- une tendance à la fatigue
- un sommeil agité
- des sautes d'humeur
- la nervosité
- des règles douloureuses.

Comme nous l'avons déjà expliqué, la rétention d'eau peut être le signe d'une alimentation insuffisante en protéines, mais un bon équilibre liquidien dépend aussi d'un apport adéquat de micronutriments : vitamines, sels minéraux, oligoéléments, acides gras essentiels, flavonoïdes, etc. Ce chapitre est consacré aux processus par lesquels ces nutriments interviennent dans l'équilibre des liquides corporels, aux circonstances dans lesquelles des déficits risquent de se produire et aux moyens de les identifier.

Une expérience personnelle : Barbara était végétarienne.

Barbara est venue me consulter alors qu'elle était enceinte de sept mois. À 23 ans, elle était végétarienne et attendait son premier enfant. Elle avait pris son rendez-vous à contrecœur sur les conseils de sa belle-mère. Elle avait très peu d'appétit et mangeait plus par goût que par faim. À table, alors que le reste de la famille prenait un repas complet, elle picorait une part de cake ou une tartine de pain et de fromage.

Elle était sérieusement anémiée. Son taux d'hémoglobine chutait régulièrement depuis le début de sa grossesse, bien que son médecin lui ai prescrit une supplémentation en fer. Le jour où je l'ai reçue, elle était très pâle et son anémie avait provoqué une importante rétention d'eau, surtout dans les jambes. L'œdème avait fait monter sa tension au point de mettre en danger sa santé et la vie de son bébé. Barbara avait fini par accepter de venir me voir parce que son médecin voulait la faire hospitaliser afin de la surveiller et de lui donner du fer par voie intraveineuse, ce qu'elle avait refusé.

Son alimentation se composait essentiellement de matières grasses, de pain blanc, de chips, de chocolat et de biscuits. La diététicienne de l'hôpital lui avait conseillé de consommer beaucoup d'aliments riches en fer mais son manque d'appétit l'en empêchait.

Elle me signala qu'elle avait les fosses nasales irritées en permanence et que, pendant les trois premiers mois de sa grossesse, elle avait eu des nausées vingt-quatre heures sur vingt-quatre. D'après moi, ces symptômes associés à l'anémie et à la rétention d'eau indiquaient nettement une carence en zinc. Son alimentation ne comprenait ni viande ni poisson, qui assurent normalement les principaux apports en zinc, et elle manquait totalement de céréales complètes et de légumineuses, qui en sont les meilleures sources végétales. Pour aggraver le tableau, il faut savoir que les suppléments de fer risquent d'inhiber l'absorption du zinc alimentaire, et elle en prenait à forte dose.

Après avoir demandé à son médecin l'autorisation d'arrêter la supplémentation en fer, je lui ai donné un complément de multivitamines, de minéraux et de zinc, accompagné de conseils alimentaires dans l'esprit du Régime anti-rétention d'eau. À la grande surprise de son médecin, au bout de quelques jours le taux d'hémoglobine de Barbara commençait à remonter. Et, bientôt, elle donnait naissance à un bébé en excellente santé.

Test : Avez-vous des déficits nutritionnels ?

• Faites-vous preuve de maladresse pour saisir un stylo, vos couverts ou des outils ?

• Vos doigts manquent-ils de sensibilité ?

• La nuit, avez-vous des crampes ou des douleurs dans les jambes ?

• Avant vos règles, prenez-vous du poids ou avez-vous le ventre gonflé ?

• Si vous êtes ménopausée, les articulations de vos doigts sont-elles douloureuses ?

• Ressentez-vous parfois des fourmillements dans les mains ?

• La nuit, vos mains sont-elles souvent engourdies ?

• Mangez-vous des fruits et des légumes moins de deux fois par jour ?

• Mangez-vous d'habitude du pain blanc et des céréales raffinées ?

• Sucrez-vous votre thé et votre café ?

• Consommez-vous autant ou davantage de sucreries (bonbons, chocolat, gâteaux, biscuits, confiture, miel, glaces, céréales sucrées, boissons sucrées...) que d'autres aliments ?

• Mangez-vous chaque jour des aliments gras (frites, chips, hamburgers, charcuterie, mayonnaise, sauces au beurre ou à la crème, pâtisseries) ?

• Vous est-il arrivé de vous alimenter de manière très restrictive pendant plusieurs mois ou même des années ?

Vos réponses :

Si vous avez répondu oui à plus de six questions, votre rétention d'eau est peut-être la conséquence de déficits nutritionnels.

La vitamine B6, une découverte fascinante

La pyridoxine – ou vitamine B6 – a été isolée en 1938. N'est-il pas incroyable qu'il ait fallu attendre 1952 pour que l'on découvre qu'elle est absolument essentielle à la vie humaine ? Quelques nourrissons ayant eu, aux États-Unis, des convulsions après avoir reçu une préparation commerciale de lait pour bébés qui avait été trop chauffée, les analyses ont montré qu'ils souffraient d'une carence en vitamine B6, qui est détruite par la chaleur. Un récit fascinant de cette découverte est relaté par le Dr John Ellis dans un livre publié en 1973 sous le titre *Vitamin B6 : the Doctor's Report*[1]. Ce praticien, qui exerce au Texas, s'intéressa à la vitamine B6 à partir de 1961 et il a consacré plus de neuf années à conduire des études

1. *Vitamine B6 : le rapport d'un médecin.*

cliniques sur son utilisation thérapeutique. C'est à cette époque que les médecins ont observé qu'un nombre croissant de pathologies graves répondaient à une supplémentation en ce nutriment, ce qui impliquait qu'elles étaient reliées à un déficit. Il s'agissait surtout de troubles nerveux et dermatologiques. Le Dr Ellis a découvert qu'un déficit en vitamine B6 pouvait en outre provoquer une rétention d'eau sévère.

Le régime qui a marché

Ce médecin entreprit d'étudier la nutrition après le décès de plusieurs de ses patients suite à une crise cardiaque, car c'est à cette époque que les chercheurs commencèrent à évaluer la responsabilité de l'alimentation dans les maladies cardio-vasculaires. Il prescrivit d'abord le nouveau Régime Morrison, qui préconisait la consommation de viande maigre, des quantités importantes de légumes et de fruits et l'utilisation d'huiles végétales de préférence aux graisses animales. Nombre de ses patients lui ont rapporté que ce régime semblait diminuer notablement leurs sensations de fourmillements, de crampes et de spasmes. Certains, dont les mains étaient enflées (un signe de rétention d'eau), retrouvaient une mobilité satisfaisante de leurs doigts et perdaient plusieurs kilos en quelques semaines, sans réduire leur apport calorique. L'un d'entre eux avait constaté une diminution de ses douleurs dans les genoux en mangeant chaque jour des noix de pécan, et il disait que ses doigts étaient moins raides et avaient retrouvé leur force. Le médecin ajouta des noix de pécan au régime Morrison et obtint ainsi d'encore meilleurs résultats.

Des résultats concordants

À ce stade, le Dr Ellis ne comprenait pas pourquoi ce régime apportait de telles améliorations, mais il savait toutefois que l'alimentation de ses patients était plus riche qu'auparavant en vitamines B. Ayant persuadé certains d'entre eux d'essayer des injections de vitamines B dans l'idée de soulager leurs fourmillements et leurs douleurs dans les mains, il put observer des résultats aussi impressionnants que ceux du nouveau régime. En rapprochant ses observations, il en vint à conclure que :

- l'engourdissement, les fourmillements, les douleurs, les gonflements et les difficultés de préhension étaient causées par la rétention d'eau

- la rétention d'eau était le symptôme d'un déficit en vitamines B.

C'était la première fois qu'un médecin publiait de tels résultats.

La preuve

Le Dr Ellis se demanda alors de quelle vitamine du groupe B ses patients pouvaient bien manquer. Ce ne pouvait être la B1 car son déficit provoque des tremblements de la langue. La carence en B2 se traduit par des ulcérations aux coins de la bouche, et le manque de B3 déclenche des dermatoses. Aucune étude n'avait encore mentionné la possibilité d'un déficit en vitamine B6 chez les adultes, mais le Dr Ellis se posa la question de ses éventuelles conséquences. S'engageant sur une voie complètement inexplorée, il décida de tenter des injections de vitamine B6. Il se crut sur le point de faire une découverte majeure, car la rétention d'eau était un problème extrêmement répandu pour lequel la profession médicale restait sans réponse.

Quand, quatre jours plus tard, il vit entrer dans son cabinet sa première patiente, qui avait tellement dégonflé qu'elle nageait dans ses vêtements et ses chaussures, le Dr Ellis ressentit le plus grand frisson de toute sa carrière médicale.

Quels sont les symptômes d'un déficit en vitamine B6 ?

Bien que les textes officiels semblent mettre du temps à intégrer les conclusions du Dr Ellis, il est cependant admis qu'un déficit en vitamine B6 peut survenir chez les adultes, en particulier :

- lors d'un traitement contre la tuberculose
- en cas de consommation excessive d'alcool
- chez 20 % des femmes sous pilule.

Il est aussi reconnu que, parce que le déficit en vitamine B6 augmente l'excrétion d'oxalates dans les urines, il peut contribuer à la formation de calculs rénaux. La grossesse, l'insuffisance cardiaque et l'exposition aux radiations augmentent les besoins en B6. Sa suppression expérimentale provoque des symptômes d'irritabilité, de faiblesse, d'insomnie et des troubles de la coordination. Mais aucun texte ne fait référence à la rétention d'eau.

Cependant, en l'absence de vitamine B6, l'organisme se montre incapable de synthétiser, à partir de leurs précurseurs, d'importants acides aminés et hormones. Les neurotransmetteurs cérébraux appelés sérotonine, noradrénaline et histamine ne peuvent pas être fabriqués à partir du tryptophane, de la tyrosine et de l'histidine. La vitamine B3 ne peut pas être synthétisée à partir de l'acide aminé appelé tryptophane. De plus, ce qui est sans doute sa fonction la plus essentielle, la vitamine B6 contribue au transport des acides aminés depuis l'intestin vers le sang et tout ralentissement de ce transport peut aboutir à un déficit protéique.

Cependant, l'angiologue John Casley-Smith, dont nous avons mentionné les travaux au chapitre précédent, a d'intéressantes choses à dire sur la relation entre la rétention d'eau et les vitamines B. Il met l'accent sur le fait qu'une alimentation déficitaire en ces nutriments provoque un relâchement des liaisons entre les cellules des vaisseaux sanguins. Voilà pourquoi les protéines circulant dans le sang s'échappent vers les espaces extracellulaires, où elles attirent du liquide. Des expériences menées sur des rats ont montré que la suppression des vitamines B de leur alimentation pendant quarante-deux jours provoque une stagnation de la lymphe et que l'administration de vitamines B5, B6 et de flavonoïdes permet de rétablir rapidement une circulation lymphatique efficace.

En outre, on sait que les régimes manquant de flavonoïdes ou de vitamine C augmentent la perméabilité et la fragilité des capillaires, et que la carence grave en vitamine C – le scorbut – provoque des hémorragies capillaires qui se traduisent par des petites taches de sang sous la peau.

Le syndrome prémenstruel

Des millions de femmes souffrent, avant leurs règles, de tensions et de gonflements des seins et du ventre. Ces symptômes sont une conséquence de la rétention d'eau. Si c'est votre cas, vous avez probablement remarqué que vous perdez du poids dès que vos règles surviennent.

Le manque de vitamine B6 et de magnésium est impliqué dans la rétention d'eau prémenstruelle

Dans le *Journal of Reproductive Medecine*, le nutritionniste Guy Abrahams affirme que la rétention d'eau prémenstruelle est provoquée par des insuffisances passagères en vitamine B6 et en magnésium, induites par l'augmentation des besoins résultant des modifications hormonales. Durant le cycle féminin, le taux d'estrogènes augmente jusqu'à l'ovulation, après quoi on enregistre une élévation de la progestérone pendant que le foie dispose des estrogènes en excès. Ces processus font appel à de nombreux nutriments. Et comme la vitamine B6 y joue un rôle important, elle risque parfois de manquer.

Le déficit en vitamine B6 ne se contente pas de favoriser la rétention d'eau en affaiblissant les parois des capillaires, il peut aussi affecter l'excrétion du sodium. La B6 et le magnésium sont tous deux nécessaires à la production de dopamine, une hormone qui, en s'opposant aux effets fixateurs de l'aldostérone, devrait favoriser l'élimination du sodium et de l'eau. Le Dr Abrahams cite des recherches montrant des taux de dopamine plus bas chez les femmes sujettes à la rétention d'eau prémenstruelle.

Enfin, la vitamine B6 et le magnésium sont nécessaires, entre autres nutriments, à la synthèse des prostaglandines, qui sont aussi impliquées dans le contrôle de l'équilibre des liquides corporels. Nous verrons ce phénomène plus en détail page 153.

Diverses études publiées ces dernières années confirment qu'une supplémentation en vitamine B6 peut prévenir et atténuer le syndrome prémenstruel, mais avec des résultats variables, ce qui n'est pas surprenant. Les pages que vous venez de lire ont montré que les causes d'un symptôme apparemment aussi simple que la rétention d'eau sont complexes et variées. Les études épidémiologiques et expérimentales mettent peut-être en évidence les pourcentages de femmes concernées par un déficit en vitamine B6, mais elles n'aideront pas le praticien à déterminer celles à qui il devrait en particulier prescrire une supplémentation.

Le magnésium : un déficit très fréquent

Plusieurs centaines de réactions enzymatiques dépendent du magnésium et les statistiques récentes montrent que son déficit est l'un des plus fréquemment observé, avec celui du zinc et du sélénium. Il toucherait plus de 40 % de la population.

Consommez-vous assez de magnésium ?

La grande majorité de la population ne puise pas suffisamment dans des aliments riches en magnésium, que sont le pain complet, les flocons d'avoine, les céréales complètes, la farine de soja, les noix, noisettes, amandes, noix de cajou, noix du Brésil et pistaches, les graines de sésame et de tournesol, les coquillages et les escargots ainsi que les légumes à feuilles vertes. Savez-vous, par exemple, que la farine blanche contient trois fois moins de magnésium que la farine complète ? Mais, ce qui est pire encore, une consommation importante de protéines, spécialement de produits laitiers, en raison de leur teneur élevée en phosphore et en calcium, risque de s'opposer à l'assimilation du magnésium.

Stop au café et au stress !

La consommation de café augmente l'excrétion du magnésium et d'autres minéraux. Le taux de magnésium peut aussi être diminué par :

- la diarrhée chronique

- l'abus de laxatifs

- la pilule contraceptive

- le stress, qui est le plus gros consommateur de magnésium.

Ce que vous ignorez sans doute, c'est que les hormones du stress, comme l'adrénaline et le cortisol, abaissent le taux de magnésium. Selon les spécialistes, tout stress, que ce soit la fatigue, la chaleur, le froid, un traumatisme, la douleur, l'anxiété, l'excitation ou même une crise d'asthme, consomme du magnésium et donc en augmente nos besoins.

Le lien avec le potassium

Étant donné que le magnésium est nécessaire à l'action de nombreuses enzymes, il est impliqué à plus d'un titre dans l'équilibre des liquides. Les biochimistes savent qu'il travaille toujours en équipe avec le potassium et qu'il est impossible de corriger des déficits en potassium sans faire remonter les taux de magnésium. (Pour vous rafraîchir la mémoire quant aux fonctions des sels minéraux et des électrolytes, voir le chapitre 4.)

Si vous faites de la rétention d'eau parce que vous éliminez trop de potassium, c'est peut-être à cause d'un déficit en magnésium, et votre problème sera sans doute amélioré par la consommation d'aliments riches en magnésium, comme dans le Régime anti-rétention d'eau et, si nécessaire, par une supplémentation en ce minéral.

Comment la vitamine B6 entre en jeu

La vitamine B6 favorise le transport du magnésium vers l'intérieur des cellules. Une étude publiée dans *Annals of Clinical Laboratory Science* a observé un groupe de femmes ayant un taux de magnésium trop bas dans leurs globules rouges. Après avoir reçu 100 mg de vitamine B6 deux fois par jour, leur niveau de magnésium est remonté de manière significative pour doubler en l'espace de quatre semaines de supplémentation. Si l'on estime logiquement que les globules rouges n'absorbent que le magnésium dont ils ont besoin, cette étude suggère que, chez ces femmes, l'absorption du magnésium était devenue insuffisante à la suite d'un déficit en vitamine B6.

D'autres conséquences du manque de magnésium

Nous avons déjà mentionné que des déficits en magnésium et en vitamine B6 diminuent le taux de la dopamine, une hormone qui contrebalance la rétention sodée commandée par l'aldostérone. Des recherches menées au Centre du diabète de l'hôpital City of Hope de Duarte, en Californie, ont montré qu'un déficit en magnésium est également associé à des taux élevés d'aldostérone. Par conséquent, l'insuffisance en magnésium serait doublement active dans la genèse de la rétention d'eau.

La rétention d'eau accompagnée d'hypertension artérielle qui survient dans certaines grossesses est désormais reconnue et traitée comme une conséquence du déficit en magnésium, la supplémentation étant plus efficace que le traitement médicamenteux.

L'anémie est parfois une cause de rétention d'eau

L'une des maladies de carence nutritionnelle les plus fréquentes en Occident est l'anémie qui correspond à une absorption insuffisante d'oxygène par les globules rouges.

L'anémie par carence en fer

Parce qu'elles sont généralement liées à une carence en fer, la plupart des anémies sont traitées avec une supplémentation en fer et un régime riche en fer, c'est-à-dire en foie, en viande rouge et en légumes verts. C'est seulement depuis peu que les diététiciens savent que la carence en fer peut résulter d'un manque d'aliments riches en vitamine C qui doivent être consommés pendant les repas, dans la mesure où le fer végétal est bien mieux absorbé en présence de vitamine C.

Deux mécanismes lient l'anémie à la rétention d'eau. Premièrement, une anémie sévère semble favoriser la fixation du sodium par les reins. Comme nous le savons, celle-ci entraîne une rétention d'eau. Ensuite, une anémie prolongée risque de provoquer une insuffisance cardiaque. Le cœur se trouve obligé de battre de plus en plus fort et de plus en plus vite pour amener le plus rapidement possible aux poumons les globules rouges raréfiés, afin que l'organisme puisse recevoir l'oxygène dont il a besoin. Mais, à ce rythme, il finira par s'épuiser et la circulation sanguine par se ralentir. En fonction de quoi, la pression rénale s'abaissera, déclenchant ainsi une grave rétention d'eau.

Les autres sortes d'anémies

En dehors de la carence en fer, d'autres déficits nutritionnels peuvent contribuer à l'anémie. Ce sont les déficits en :

- acide folique
- vitamine B2
- vitamine B6 (déficit parfois associé à la pilule contraceptive)
- vitamine B12
- vitamine C
- vitamine E
- cuivre
- zinc
- protéines

Un apport insuffisant en ces nutriments provoque l'anémie en inhibant la formation de globules rouges de bonne qualité. Le niveau plasmatique de vitamine B6 peut être particulièrement bas chez les personnes atteintes, et des recherches ont montré qu'une supplémentation à raison de 100 mg par jour parvient à augmenter le nombre des globules rouges ainsi que le taux d'hémoglobine.

Les acides gras essentiels polyinsaturés sont impliqués dans l'équilibre des fluides corporels

Le magnésium et la vitamine B6 sont deux des nutriments nécessaires à la transformation des acides gras polyinsaturés de l'alimentation en prostaglandines. Comme nous l'avons vu au chapitre 7, les prostaglandines sont des substances hormonales récemment découvertes dans de nombreux tissus où elles exercent une action localisée. Il en existe plusieurs types qui possèdent des propriétés biologiques remarquables et très diverses – abaissement de la tension artérielle, dilatation des bronches, stimulation du péristaltisme intestinal, contractions utérines –, et elles sont impliquées dans le contrôle des niveaux des liquides organiques. Le fait qu'elles aient une action localisée signifie qu'elles sont capables de provoquer un œdème au niveau d'une articulation sans affecter le reste du corps. Les prostaglandines sont synthétisées à l'intérieur des phospholipides (corps gras contenant du phosphore) des membranes cellulaires. Outre le magnésium et la vitamine B6, les nutriments essentiels à la production des prostaglandines sont le zinc, la biotine, le sélénium, le fer ainsi que les vitamines B3, C et E.

Comment équilibrer vos prostaglandines

Il existe trois sortes de prostaglandines susceptibles d'agir sur la fixation des liquides. Les prostaglandines dérivées de l'acide gras appelé arachidonique (dites de série 2) peuvent provoquer une rétention d'eau car elles augmentent la porosité des capillaires et favorisent les inflammations cutanées ou articulaires. L'une des fonctions bénéfiques des prostaglandines de série 1 et 3 consiste à empêcher la libération de quantités excessives d'acide arachidonique par les membranes cellulaires, régulant ainsi la synthèse des prostaglandines de série 2, qui sont dérivées de cet acide.

Ce contrôle est assez simple à mettre en œuvre. Les graisses animales provenant de la viande, des laitages et des œufs sont les seules sources alimentaires d'acide arachidonique, et il suffit d'éviter ces aliments pour diminuer la rétention d'eau, et donc l'inflammation de la peau et des articulations. L'organisme synthétisera alors, à partir d'autres corps gras, la dose exacte d'acide arachidonique dont il a besoin.

L'intérêt des poissons gras

La correction de vos déficits en vitamines et minéraux finira par générer les réparations enzymatiques nécessaires pour maintenir un juste équilibre des prostaglandines. En attendant, contrôlez votre synthèse cellulaire d'acide arachidonique en consommant régulièrement des poissons gras comme les sardines, les maquereaux, les harengs, le thon et le saumon. Une portion deux ou trois fois par semaine vous permettra de fabriquer des quantités plus importantes de prostaglandines bénéfiques de série 3. En fait, ce pourrait être la raison pour laquelle les femmes qui font de la rétention d'eau prémenstruelle tirent un tel bénéfice d'une alimentation faisant une large part à ces poissons. Les huiles de poisson agissent en effet comme un médicament qui modifie la chimie de l'organisme féminin.

Le Dr William Rea, que nous avons déjà cité, a relevé un taux élevé de prostaglandines dérivées de l'acide arachidonique chez les personnes souffrant de troubles chroniques aussi divers que l'asthme, l'arthrite et le syndrome prémenstruel. Les nutritionnistes spécialisés dans ce domaine de recherche expliquent ce phénomène par des déficits spécifiques en vitamines et minéraux qui favorisent la synthèse des prostaglandines impliquées dans le contrôle de l'acide arachidonique.

Faut-il prendre des suppléments d'acides gras essentiels ?

Les compléments nutritionnels d'huiles de poisson ne sont pas très puissants car ils ne contiennent qu'une fraction du principe actif (un acide gras oméga-3 nommé EPA) apporté par les poissons gras eux-mêmes. En revanche, les compléments à base d'huile d'onagre, d'huile de bourrache et d'huile de pépin de cassis et de raisin se montrent efficaces pour soulager le syndrome prémenstruel et les maladies inflammatoires. Leur principe actif est l'acide gras GLA, qui peut être transformé soit en prostaglandines bénéfiques, soit en acide arachidonique. Le Dr Rea pense qu'un déficit en vitamine A favoriserait cette dernière synthèse, qui est indésirable. Il semblerait donc intéressant d'associer aux formules à base d'huile d'onagre du bêta-carotène (précurseur de la vitamine A) ainsi que du zinc, dont nous manquons trop souvent et qui favorise la biodisponibilité du bêta-carotène. La recherche explorant les capacités de l'huile d'onagre pour traiter l'eczéma, l'arthrite et le syndrome prémenstruel pourrait sans doute obtenir ainsi des résultats plus convaincants.

Les flavonoïdes sont essentiels au tonus des vaisseaux

Comme nous l'avons expliqué au chapitre 7, lorsque les parois des capillaires sont fragilisées, elles laissent fuir du plasma et des protéines dans les tissus environnants, provoquant ainsi une rétention d'eau. C'est en 1930 qu'on a découvert qu'un certain type de déficit nutritionnel est l'une des causes de la fragilité capillaire. Il s'agit d'un déficit en flavonoïdes qu'on appelle aussi bioflavonoïdes. Ces substances sont de puissants antioxydants contenus dans les fruits et légumes, à qui ils donnent certaines de leurs couleurs, telles que le rouge et le bleu de la peau des raisins et des baies. En dehors de leur activité antioxydante, les flavonoïdes sont connus pour leur capacité à prévenir et à traiter les ecchymoses, les varicosités et les saignements des gencives et du nez. Ils se montrent également efficaces dans le traitement des règles abondantes dont on ne trouve pas une cause médicale apparente. Certains d'entre eux, la quercétine, la rutine, la curcumine, la silymarine ainsi que les polyphénols du thé vert, sont réputés exercer une action anti-inflammatoire qui agit de manière similaire à celle de l'aspirine.

On dit souvent que les flavonoïdes renforcent les capillaires et que c'est la raison pour laquelle ils améliorent la circulation, la vision et l'intellect. Cela implique qu'il serait nécessaire de consommer les aliments qui en contiennent – comme un médicament – uniquement en cas de problèmes circulatoires. En fait, les flavonoïdes se contentent de normaliser les

Comment les huiles sont transformées en prostaglandines

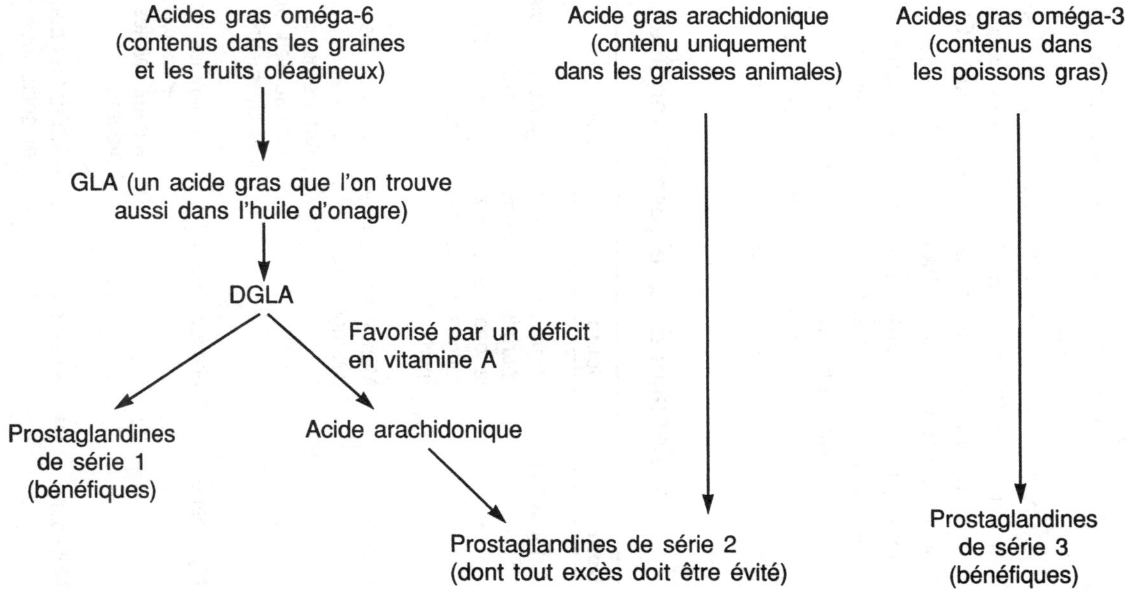

capillaires qui ont été rendus trop poreux par une consommation insuffisante de fruits et de légumes.

La peau des citrons ainsi que leur membrane blanche intérieure et la tige centrale blanche de tous les agrumes sont particulièrement denses en flavonoïdes. On en trouve beaucoup dans la chair blanche à l'intérieur des poivrons ainsi que dans la peau des fruits rouges (cassis, groseille, myrtille, mûre, framboise, fraise) et des raisins noirs. Quelques plantes comme le ginkgo biloba (voir page 166) sont utilisées en pharmacie essentiellement pour l'action circulatoire de leurs flavonoïdes.

Les bienfaits de quelques flavonoïdes

Nom	Source	Effets
Anthocyanes	Pigments bleus (parfois rouges) de la peau des fruits rouges, surtout les myrtilles	Améliore la vision, la circulation et action antibactérienne.
Hespéridine	Membrane blanche des agrumes	Renforce les capillaires. Antiallergique : minimise les effets de l'histamine.
Myricétine	Ginkgo biloba	Prévient les méfaits des radicaux libres sur les cellules nerveuses.
Nobilétine	Agrumes	Anti-inflammatoire et antitoxique.

Nom	Source	Effets
Proanthocyanes	Écorce de pin, thé, peau des arachides, cassis, peaux et pépins de raisin	Effet antioxydant vingt fois supérieur à celui de la vitamine E.
Quercétine	Peau de la pomme, oignon, thé, chou et ginkgo. Les bactéries intestinales la synthétisent à partir de la rutine.	Efficace contre l'asthme, le rhume des foins et l'eczéma. Inhibe la synthèse des prostaglandines à effet inflammatoire. Prévient la cataracte.
Rutine	Sarrasin. Petit houx	Abaisse l'hypertension, combat les ecchymoses, les rougeurs, les hémorragies sous-cutanées, la couperose et les varices.
Silybine	Chardon-marie et son extrait, la silymarine	La silymarine est un protecteur et un régénérateur du foie, et elle protège les membranes des cellules contre les agressions des toxines.

La rutine, la quercétine et la coumarine, trois flavonoïdes de choc

Le Dr John Casley-Smith a étudié de manière exhaustive la rutine, la quercétine ainsi qu'une substance qui leur est apparentée, la coumarine. Il a trouvé que non seulement la consommation de ces nutriments permet la réparation des capillaires endommagés mais qu'elle augmente le nombre des macrophages dans les zones où trop de protéines ont fui vers les espaces interstitiels. Les macrophages sont des sortes d'anticorps qui fabriquent des enzymes destinées à fragmenter les protéines en particules assez mobiles pour être réabsorbées par les capillaires. Une fois que l'excès de protéines est nettoyé, l'inflammation souvent douloureuse qu'il provoquait disparaît en même temps que le liquide ainsi fixé est récupéré par le sang ou la lymphe.

Les naturopathes ont toujours traité les maladies inflammatoires comme l'arthrite, les rhumatismes et les démangeaisons avec des cures drainantes de fruits, de légumes ou de leurs jus. Les quantités faramineuses de flavonoïdes consommées pendant ces cures pourraient expliquer leurs résultats parfois miraculeux. Après avoir encaissé pendant des décennies les critiques ironiques de la médecine traditionnelle, qui jugeait leurs travaux « dépourvus de preuves », les naturopathes commencent enfin à éprouver la satisfaction de voir les recherches les plus avancées confirmer la valeur de leurs traitements nutritionnels.

Comme nous l'avons vu au chapitre 7, les parois capillaires peuvent être affaiblies par un déficit en vitamine C et les angiologues ont observé qu'une supplémentation peut diminuer la rétention d'eau de type hyperprotéique.

La coumarine, une substance proche des flavonoïdes, confère au foin son odeur caractéristique et on la trouve dans la fleur de trèfle, le vin rouge, la membrane intérieure de l'orange, le poivron rouge, le persil, le céleri, la châtaigne et beaucoup d'autres plantes, dont le mélilot est l'une des plus intéressantes sur ce point. Elle est efficace en traitement interne par voie orale, mais aussi en application externe pour combattre les œdèmes hyperprotéiques, par exemple sur les articulations arthritiques. Son efficacité a même été démontrée chez des femmes souffrant de lymphœdème après l'ablation d'un sein et des ganglions axillaires. Certaines grandes spécialités pharmaceutiques à action circulatoire et veinotonique contiennent des extraits de plantes riches en coumarine : il s'agit en particulier de l'*Esberiven*, du *Cyclo 3*, et de la crème *Ditaveine*, que les dermatologues prescrivent contre la couperose. Vous pouvez aussi préparer des tisanes et des bains anti-inflammatoires et anti-rétention d'eau en utilisant des plantes riches en coumarine.

Les aliments et les plantes qui contiennent de la coumarine

Angélique	Luzerne	Pissenlit
Anis	Marron d'Inde (extrait)	Radis noir
Boldo	Mélilot	Réglisse
Céleri	Ortie	Reine-des-prés
Éleuthérocoque	Persil	Trèfle (fleur)

Fleur de camomille	Petit houx	Trèfle rouge (fleur)
Laitue sauvage	Piment de Cayenne	

La coumarine est mieux absorbée par la peau que par voie buccale. Vous pouvez vous préparer les remèdes suivants :

Bain à la coumarine

Vous trouverez du trèfle dans tous les jardins, parcs ou prairies. Ramassez un grand sac de fleurs de trèfle, que vous laisserez sécher au soleil, car le séchage augmente la teneur des fleurs de trèfle en coumarine. Placez une poignée de fleurs séchées dans un morceau de mousseline ou de coton très fin et laissez-les tremper dans l'eau de votre bain.

Tisane de coumarine

Verser 1 litre d'eau bouillante sur une poignée de fleurs de trèfle séchées et de mélilot, laissez infuser quinze minutes avant de filtrer et de boire tout au long de la journée. Vous pouvez ajouter de la camomille, qui contient aussi de la coumarine.

La quercétine et la rutine peuvent également exercer un effet antiallergique. Nous avons vu comment les réactions allergiques impliquent la sécrétion d'histamine, qui augmente la perméabilité des capillaires, encourageant ainsi la rétention d'eau. La coumarine ainsi que plusieurs autres flavonoïdes peuvent inhiber la sécrétion d'histamine.

Aussi, dans le cas où, en dehors de la rétention d'eau, vous souffrez d'autres problèmes liés à une allergie – arthrite, eczéma, migraine –, essayez de consommer davantage d'aliments riches en flavonoïdes (voir page 158) ou, mieux encore, de les passer au mixeur, avec leur peau, pour en faire des boissons plus concentrées en éléments bénéfiques.

Le traitement du lymphœdème avec la coumarine

L'un des grands défis de la lymphologie est le traitement de la rétention d'eau hyperprotéique qu'on appelle lymphœdème et qui survient lorsque le système lymphatique est obstrué. Par exemple, l'ablation du sein, au cours de laquelle le chirurgien enlève aussi les ganglions de l'aisselle, provoque un lymphœdème du bras. Et à la suite de l'ablation des ganglions de l'aine, une jambe peut quasiment doubler de volume.

Le Dr Casley-Smith utilise la coumarine pharmaceutique pour traiter ces pathologies mais, à moins qu'ils n'aient lu ses publications, la plupart des médecins se bornent à prescrire des bas ou des bandages de contention, la surélévation du membre, des exercices circulatoires et des drainages lymphatiques. Au cours d'un essai clinique, un groupe de patientes ayant subi une mammectomie avec ablation des ganglions axillaires a reçu les recommandations précédentes tandis qu'un autre groupe recevait en même temps un traitement à la coumarine. Le tour du bras de ces femmes a été mesuré à plusieurs reprises. Dans le premier groupe, le tour du bras a généralement augmenté avec le temps alors que, chez les femmes recevant de la coumarine, le tour du bras a diminué régulièrement de 3,3 mm tous les dix mois. Le second groupe a également enregistré une moindre incidence de douleurs, de crampes, de tension et d'inflammations secondaires.

Ces expérimentations démontrant l'intérêt de la coumarine dans des cas aussi graves suggèrent son efficacité pour réduire toutes sortes de lymphœdèmes. Si vous souffrez de lymphœdème, vous pouvez vous faire prescrire de la coumarine par votre médecin (voir ci-dessus les noms de quelques médicaments à base de coumarine).

Pour votre sécurité

Ne vous inquiétez pas : ni la quercétine ni la rutine ne sont dangereuses. Même lorsque les flavonoïdes sont extraits pour être vendus sous forme de compléments alimentaires, on n'a jamais trouvé d'effets toxiques lors d'essais cliniques à fortes doses.

La coumarine aussi est généralement sans danger. On l'a accusée de toxicité pour le foie, mais à tort. Bien qu'elle soit en effet un toxique hépatique pour certaines espèces animales, elle n'affecte ni l'homme ni les animaux ayant un métabolisme similaire à celui de l'homme. Il arrive que certains patients traités pendant plusieurs mois à la coumarine pharmaceutique puissent développer une réaction hépatique (un cas sur quatre cents), mais celle-ci est bénigne et réversible. Les médecins qui prescrivent ce traitement recommandent généralement à leurs patients de les avertir s'ils ressentent des effets secondaires. Ils subissent des tests hépatiques et la coumarine est arrêtée en cas de problème. Le foie retrouve alors un fonctionnement normal.

Attention : la coumarine ne doit pas être confondue avec son dérivé, la dicoumarine ou warfarine, qui est un médicament anticoagulant.

Les varices : une rétention d'eau résultant d'un manque de flavonoïdes ?

Pathologie inesthétique autant que douloureuse dans laquelle les veines – et souvent les jambes elles-mêmes – enflent, les varices sont le résultat de ce que l'on appelle une insuffisance veineuse chronique : il s'agit d'une pression sanguine excessive dans les veines de la jambe parce que la circulation de retour éprouve des difficultés à s'opposer aux effets de la gravité. Le traitement de base consiste dans la contention du membre à l'aide de bas spéciaux et dans l'élévation des jambes en position inclinée. On peut éventuellement recourir à la chirurgie pour procéder à un stripping, c'est-à-dire à l'ablation des veines malades.

Comment un article important publié en 1996 dans *The Lancet* a-t-il pu échapper à tant de médecins et d'angiologues ? Il relatait des effets comparables à ceux de la contention chez des patients souffrant d'œdème des jambes et ayant été traités avec des extraits de marron d'Inde, une plante contenant des composés proches de la coumarine. Mais, à la différence des bas de contention, la coumarine avait soigné la cause du problème.

L'*European Journal of Clinical Pharmacology* a fait état de plusieurs résultats positifs obtenus avec des traitements aux flavonoïdes. Dans un essai en double aveugle, des tisanes de sarrasin ont réduit, de manière significative, les œdèmes dans les jambes de patients souffrant d'insuffisance veineuse chronique. Mais de tels essais sont nécessairement limités par le fait qu'ils n'étudient qu'une seule mesure nutritionnelle isolée parmi toutes celles qui pourraient bénéficier à des personnes sujettes à des pathologies liées à leur alimentation. Qu'en serait-il si les médecins appliquaient toutes les informations contenues dans le chapitre que vous êtes en train de lire ?

Le ginkgo biloba pour traiter la rétention d'eau chronique

Les extraits de la feuille d'un des plus anciens arbres du monde, le ginkgo biloba, ont été largement étudiés et soumis à de nombreux essais cliniques pour le traitement de divers troubles circulatoires liés à la sénescence. Avec un traitement au ginkgo, le Dr Gilbert Lagrue a obtenu des résultats impressionnants sur des femmes souffrant de fragilité capillaire et de rétention d'eau hyperprotéique. Les femmes les plus atteintes ont perdu de 1,8 à 4,5 kilos de liquide et les autres ont toutes enregistré des effets classés de bons à excellents. Ces résultats ont été publiés en 1986 dans La *Presse médicale*.

Le Dr Lagrue propose une théorie sur la rétention d'eau qu'il est intéressant de rapprocher de celle du Dr Abraham sur le syndrome prémenstruel. Alors que ce dernier implique un déficit en vitamine B6 comme cause d'une stimulation hormonale de la rétention de sodium par les reins, le Dr Lagrue accuse une hyperestrogénie relative au taux de progestérone, en même temps qu'une porosité excessive des capillaires. Il propose un traitement en deux volets associant la correction du déséquilibre hormonal et la tonification des capillaires par des flavonoïdes.

Bien que le Dr Lagrue ne recommande pas ce traitement pour traiter spécifiquement la rétention d'eau prémenstruelle, tout indique qu'il devrait être efficace dans ce cas. Il remplace la vitamine B6 du Dr Abraham par des flavonoïdes, mais les deux substances semblent exercer des effets similaires sur la porosité des vaisseaux, ce que confirme le Dr Casley-Smith.

En ce qui concerne l'insuffisance relative de progestérone, le traitement consiste à administrer des progestatifs. Malheureusement, ceux-ci favorisent la rétention d'eau. Le Dr Abrahams indique qu'une hyperestrogénie est souvent responsable d'une sécrétion insuffisante de progestérone, et il suggère de traiter le foie afin qu'il dégrade plus efficacement les estrogènes en excès. En particulier, un supplément de magnésium ainsi qu'une alimentation riche en magnésium apporté par des céréales complètes, des graines et des légumes verts favorisent le travail du foie et sont hautement recommandés si vous êtes victime du syndrome prémenstruel.

Les déficits nutritionnels sont-ils fréquents ?

Nous avons, à plusieurs reprises, évoqué certains déficits nutritionnels comme causes de la porosité des capillaires et d'autres dysfonctionnements conduisant à la rétention d'eau. Mais peut-être n'avez-vous jamais pensé être concernée ? La plupart des gens qui se nourrissent normalement ne se demandent pas s'ils consomment suffisamment de vitamines, de minéraux, d'acides gras essentiels, et ils n'ont sans doute jamais entendu parler des flavonoïdes !

Les nutritionnistes et les médecins classiques assurent que les carences sont extrêmement rares en Occident, et qu'elles ne concernent que certains groupes à risque : les femmes enceintes, les personnes âgées, les enfants, les gens qui suivent un régime restrictif et les végétariens. Cependant, un nombre impressionnant d'études cliniques ont montré que des pathologies supposées incurables ont été améliorées par une supplémentation en certains minéraux, vitamines ou autres nutriments. Qu'est-ce que cela signifie sinon que les uns ont des besoins plus importants que d'autres ? Et si ces besoins ne sont pas satisfaits, ces personnes ne souffrent-elle pas de carences ?

Alors que je réunissais la documentation de mon livre précédent, je suis tombée sur des centaines d'études publiées depuis les années quatre-vingt. Étant donné que peu de médecins tiennent compte des publications des années cinquante et soixante, je ne les ai pas évoquées dans ce livre, mais c'est dommage dans la mesure où la recherche sur les vitamines a connu son heure de gloire à cette époque où l'on cherchait à savoir si des grandes maladies de carence comme le béribéri et la pellagre étaient uniquement liées à des facteurs nutritionnels. Aujourd'hui, toute cette recherche a été largement oubliée, ce qui est fort regrettable pour les personnes qui pourraient encore bénéficier des connaissances qu'elle a apportées.

Quelles sont les causes des déficits nutritionnels ?

En dehors des pays du tiers-monde, il semble invraisemblable qu'on puisse encore enregistrer des carences dans nos sociétés d'abondance. Et pourtant. Les déficits modernes ne sont pas tant liés à la dénutrition qu'à l'ignorance des principes d'une alimentation de santé. En dépit des informations véhiculées par les médias, la plupart des gens n'ont encore qu'une très vague notion de leurs véritables besoins nutritionnels. Les statistiques de ces dix dernières années ont montré que l'obésité chez les enfants grimpe en même temps que le nombre de fast-foods ouverts, le grignotage de plats industriels et de sucreries, le nombre de voitures par foyer et le nombre d'heures passées devant un écran de télévision ou d'ordinateur ! Et de plus en plus d'études associent l'alimentation et des pathologies aussi diverses et courantes que l'asthme, le cancer, les troubles psychiques, les maladies dermatologiques, la stérilité, les maladies rénales et le diabète.

Manger sainement ne signifie pas picorer de temps à autre un plat d'épinards ou de brocolis. Comme le recommande le Régime anti-rétention d'eau, il s'agit de consommer chaque jour 4 à 5 portions de fruits et de légumes, de choisir du pain et des céréales complètes et d'équilibrer tous les autres nutriments. C'est le seul moyen de diminuer les risques de développer une maladie liée à l'alimentation.

Mais ce n'est pas tout. Qu'en est-il des schizophrènes qui n'ont recouvré leur santé mentale qu'après avoir reçu des doses de vitamine B3 cinquante fois supérieures aux apports nutritionnels recommandés ? Des enfants asthmatiques qui peuvent arrêter leurs traitements de corticoïdes et de broncho-dilatateurs s'ils prennent cinquante ou soixante fois la dose nutritionnelle normale de vitamine B6 ? Et des victimes du syndrome prémenstruel qui n'obtiennent un soulagement qu'en prenant des suppléments de vitamines B et de magnésium fortement dosés ? La littérature médicale offre beaucoup d'autres exemples de personnes qui, à l'évidence, ont un besoin de certains nutriments beaucoup plus important que ce que fournissent leurs menus quotidiens.

La malabsorption est-elle le nœud de l'affaire ?

Nous avons encore beaucoup de choses à découvrir et à comprendre au sujet du corps humain. Je pense que la seule explication des cas que je viens d'évoquer réside dans l'incapacité d'absorber correctement les vitamines et les minéraux. Si les fonctions assimilatrices d'un individu ne lui permettent d'absorber que 10 % d'une vitamine, la consommation de dix fois l'apport normalement recommandé, sous forme de supplément, lui fournira la dose correspondant à ses besoins et donnera à son organisme les moyens de corriger naturellement ses fonctions déficientes. C'est sans doute la raison pour laquelle les compléments alimentaires réussissent à tant de gens.

Les mécanismes d'absorption interviennent à plusieurs niveaux. Le premier est la digestion. Si votre estomac ne produit pas suffisamment d'acide (ce qui est le cas pour 40 % des personnes de plus de 60 ans), le reste du processus digestif ne peut se dérouler correctement. Et si vos aliments ne sont pas bien digérés, ils ne se seront pas réduits en particules – en nutriments – capables d'être absorbées par la muqueuse intestinale.

Les allergies alimentaires, les parasitoses intestinales, le déséquilibre de la flore ou des aliments insuffisamment digérés peuvent déclencher une inflammation de l'intestin qui se traduira par :

- des ballonnements
- un inconfort
- une colite.

Nous avons vu comment l'inflammation chronique conduit à la rétention d'eau et à des modifications des tissus. Toute inflammation de l'intestin diminue forcément la capacité d'absorption des nutriments de celui-ci.

Mais une fois que les nutriments sont passés dans le sang, encore faut-il qu'ils soient assimilés par les cellules qui en ont besoin. Cette assimilation ne se fait pas en direct mais au travers de certains mécanismes. On ignore pratiquement tout sur la manière dont des facteurs comme la rétention d'eau, les attaques virales,

les toxiques chimiques, les polluants ou le manque d'oxygène affectent l'assimilation. On sait que les cellules ne font pas la différence entre certains nutriments et certains polluants (par exemple, les cellules nerveuses peuvent absorber du plomb ou certains rejets radioactifs à la place du calcium, ce qui provoque un dysfonctionnement). On sait aussi que la rétention d'eau dilue les nutriments dans les espaces interstitiels, ce qui diminue probablement leur assimilation.

Comment savoir si vous avez des besoins accrus en certains nutriments ?

Si vous avez suivi les conseils de ce livre pendant plusieurs mois et continuez malgré tout d'éprouver certains des symptômes de déficits nutritionnels listés page 140, il est possible que vos besoins soient plus importants que la normale. Pour le savoir, vous pouvez demander des tests dits fonctionnels. Ces analyses ne dosent pas le taux sanguin d'un nutriment mais mesurent l'efficacité des fonctions métaboliques qui en dépendent, la fonction calcique par exemple. Ces tests sont assez nouveaux et généralement utilisés par les médecins nutritionnistes ou naturopathes plutôt que par les généralistes.

Le Régime anti-rétention d'eau améliorera certainement l'assimilation de l'oxygène et des nutriments par vos cellules, ce qui signifie que votre peau, vos cheveux, vos yeux, vos os, vos hormones, votre cerveau, vos nerfs et votre système circulatoire seront en meilleur état et que vous ressentirez une plus grande vitalité.

CHAPITRE 9

Le Régime anti-rétention d'eau

Maintenant que vous avez identifié les causes possibles de votre rétention d'eau, il est temps de passer à son traitement. Le Régime anti-rétention d'eau n'est pas un régime basses calories. Il s'agit de préférer certains aliments et d'en éviter d'autres, non pas en fonction de leur apport calorique mais pour favoriser l'élimination des liquides en excès. Vous n'allez donc pas rester sur votre faim !

Le Régime est divisé en trois parties. La Phase I, que vous devrez suivre pendant deux mois, concerne toutes les personnes qui font de la rétention d'eau. Cependant, si, pour des raisons de santé, votre médecin ou un diététicien hospitalier vous a imposé un régime spécial qu'il pourrait être dangereux d'abandonner, ne commencez rien sans lui demander son avis.

La Phase I a pour but de nettoyer l'organisme des résidus susceptibles de favoriser la rétention d'eau, ainsi que de vous fournir les matériaux nécessaires pour renforcer vos capillaires et équilibrer vos sels minéraux, vos hormones et vos prostaglandines. Cette phase est très stricte afin d'apporter les résultats les plus évidents et les plus rapides. Bien qu'elle ne demande aucun contrôle des calories, elle exige que vous renonciez à certains aliments habituels, que vous en achetiez d'autres qui ne vous sont pas forcément familiers et que vous consacriez un certain temps à leur préparation.

La Phase II, qui dure quatre semaines, est similaire à la Phase I mais elle comprend des tests destinés à mettre en évidence les intolérances alimentaires susceptibles de contribuer à votre rétention d'eau. Ici encore, quel que soit votre cas, vous devez respecter la Phase II dans son intégralité. Le questionnaire du chapitre 2 ne vous a donné qu'une indication approximative sur l'éventualité d'intolérances. Les Phases I et II du Régime anti-rétention d'eau vous apporteront des réponses plus certaines et plus précises.

La Phase III est beaucoup moins contraignante et autorise une grande variété d'aliments. Plus qu'un régime, il s'agit d'une stratégie à long terme qui vous permettra d'identifier les différents aliments favorisant ou provoquant votre problème de rétention d'eau afin de pouvoir les choisir en toute circonstance. Cependant, si elle réunit 90 % d'aliments bénéfiques, la Phase III vous laisse totalement libre de choisir les 10 % restants.

La Phase I va déclencher une perte de poids rapide et quasi immédiate pour les rétentions d'eau d'intolérance en supprimant radicalement tous les aliments soupçonnés. Vous pouvez perdre jusqu'à sept kilos en une semaine ! Si vous comptez parmi les « allergiques », vous consacrerez la phase suivante au repérage des aliments qui vous sont personnellement nocifs afin qu'en Phase III il vous suffise d'y renoncer pour éviter toute possibilité de rétention d'eau.

Dans les autres cas, le régime sera plus lent à agir car il faudra un certain temps avant que les modifications alimentaires améliorent les fonctions organiques impliquées dans votre équilibre liquidien. C'est pourquoi la Phase I doit durer deux mois dans tous les cas de figure : les allergiques aussi ont besoin de procéder à des « réparations » fonctionnelles, dans la mesure où éviter les aliments coupables n'est qu'une mesure symptomatique qui ne résoudra pas leur problème fondamental.

La Phase III vous permettra d'éviter de fixer de l'eau et c'est pourquoi il s'agit d'une stratégie alimentaire à adopter pour la vie, ou du moins pour longtemps.

La phase I :
Supprimer les aliments « ennemis »

Les 4 grands principes

- Évitez tous les aliments « ennemis », même à petite dose.
- Consommez les aliments « amis » aussi souvent que possible.
- Variez votre alimentation afin de l'équilibrer au mieux.
- Mangez à votre faim sans vous préoccuper des quantités ni des calories.

Il vous sera impossible d'obtenir des résultats si vous ne mangez pas suffisamment de légumes. Vous devez trouver le moyen de le faire, quitte à préparer des soupes ou des jus de légumes.

Si vous respectez ces principes à la lettre, vous concocterez vos menus et cuisinerez de bons petits plats sans aucun mal. Pour vous aider au départ, je vous donne plus loin quelques exemples simples et délicieux, ainsi que des conseils pour bien choisir vos aliments et les préparer correctement.

Les aliments et les ingrédients « ennemis » pendant la Phase I

Le café

Pourquoi ? Effet diurétique. Il risque d'aggraver la rétention d'eau hyperprotéique : les diurétiques favorisent la déshydratation, forçant vos reins à fixer le sodium (et donc l'eau) parce qu'un excès de protéines dans les espaces interstitiels doit rester dilué. Le café provoque aussi des fuites de magnésium et d'autres minéraux et il pèse sur le foie.

Substituts : Boisson à la chicorée, tisanes stimulantes (églantier, hibiscus, thym, romarin, ginseng).

Les sucreries

Sucre, miel, confiture, confiseries et aliments sucrés. Pâtisseries, biscuits, céréales sucrées.

Lisez bien les étiquettes car le sucre peut y être mentionné en tant que glucose, saccharose, dextrose ou fructose.

Pourquoi ? Le sucre est absorbé par le sang et transformé en glucose plus vite que les autres aliments, ce qui élève brutalement le taux d'insuline. Une glycémie excessive provoque la rétention de sel et d'eau, et elle favorise le dépôt des graisses dans les artères et les tissus, surtout au niveau du ventre. Des études récentes viennent de démontrer son implication dans la genèse des cancers féminins.

Trop de sucre semble aussi exercer un effet délétère sur les reins et provoquer leur hypertrophie.

Parce qu'il n'apporte que des calories vides, le sucre favorise les déficits en vitamines, minéraux et flavonoïdes nécessaires au tonus de vos capillaires.

Substituts : Fruits frais et secs, jus de fruits. Attention : les édulcorants peuvent contenir du sodium et ils risquent d'exercer une influence sur l'équilibre hormonal.

Le sel et les aliments salés

Sel de table, charcuteries, poissons fumés, fromages, cubes de bouillon, sauce de soja, conserves, plats préparés, condiments, cornichons, olives, moutarde, sauces préparées, biscuits apéritifs, cacahuètes et amandes salées.

Boissons, additifs alimentaires et médicaments contenant du sodium. La levure chimique. La plupart des boissons gazeuses. Parmi les additifs, le monoglutamate de sodium, (E621) largement utilisé en cuisine chinoise, E211, E223, E250, E251, E262, E281, E339, E350, E401, E452, E466, E500, E514, E524, E541, E576.

Les médicaments antiacides contenant du bicarbonate de soude ainsi que toutes les formules effervescentes peuvent contenir beaucoup de sodium.

Pourquoi ? Il existe une relation directe entre la quantité de sel absorbée et la quantité d'eau fixée par les tissus. La diminution de la consommation de sel provoque une soulagement immédiat de la rétention d'eau.

Substituts : Sel de régime à base de potassium ou de magnésium, miso, levure chimique à base de potassium. Pour relever vos plats, usez et abusez des herbes aromatiques et des épices et vous pouvez de temps à autre utiliser une petite quantité de sauce de soja. Conserves de régime sans sodium (thon, sardines, légumes).

Les graisses, surtout saturées

Charcuteries, hamburgers, viandes grasses, fromages, beurre, margarine, crème, mayonnaise, de nombreuses sauces, pâtisseries et desserts, chocolat.

Pourquoi ? Les matières grasses ne sont pas un poison. Les graisses insaturées sont même nécessaires dans votre régime. Mais la plupart d'entre nous consommons trop de graisses en général, et surtout beaucoup trop de graisses saturées. Une alimentation excessivement grasse risque de favoriser la rétention d'eau de plusieurs manières.

- Elle finit par affecter la fonction rénale.

- Parce qu'elle est très calorique et contient peu de nutriments essentiels, elle provoque des déficits en vitamines, minéraux et flavonoïdes.

- Les graisses animales contiennent de l'acide arachidonique, qui peut provoquer, au niveau de la peau et des articulations, des inflammations et donc des œdèmes.

Substituts : Huiles végétales non raffinées, surtout les huiles d'olive, de noix, de pépin de raisin, de tournesol et de soja, de première pression à froid.

Dans vos salades et vos plats cuisinés, pensez à inclure des fruits oléagineux – noix, noisettes, amandes, graines de sésame, avocat, olives, etc. –, qui vous fourniront de bons acides gras insaturés en même temps que leurs saveurs délicieuses.

La farine de blé blanche ou raffinée

Pain blanc et pain de mie. Préparations à base de farine blanche : biscuits, pâtisseries, quiches, pizzas, sauces.

Pourquoi ? La farine blanche est sans doute plus agréable que la farine complète pour la confection des pâtisseries et des sauces, et le pain blanc a ses adeptes. Mais tous deux sont dépourvus de minéraux essentiels comme le magnésium et le zinc, et sont très pauvres en vitamines B comme en fibres nécessaires pour éviter la constipation.

Une fois que vous aurez diminué votre rétention d'eau, et si votre cas personnel l'autorise (c'est-à-dire si vous ne faites pas une intolérance au blé), vous pourrez recommencer à consommer de temps à autre de la farine blanche. Mais n'oubliez pas que plus vous en mangez, plus vous risquez des déficits nutritionnels et des perturbations de votre santé.

Substituts : Farine complète de riz, de sarrasin, de seigle, de maïs, d'orge, de millet ou de soja, en sachant qu'à cause de leur absence de gluten vous ne pourrez pas les utiliser pour confectionner des pâtes levées.

Vous verrez plus loin pourquoi vous ne devez pas manger de farine de blé, même complète, en Phase I.

L'alcool

Pourquoi ? L'alcool agresse le foie et inhibe l'action de l'hormone antidiurétique qui ralentit l'excrétion des liquides par les reins lorsque le niveau des liquides corporels est abaissé. Ainsi, l'alcool provoque une déshydratation, ce qui est particulièrement nocif en cas de rétention d'eau hyperprotéique.

Substituts : Bière sans alcool, jus de raisin et jus de fruits, cocktails naturels sans alcool à base de tisanes et de jus de fruits et de légumes.

Les additifs alimentaires chimiques

Ils sont difficiles à éviter si vous consommez des aliments industriels, qui contiennent tous un cocktail d'additifs : conservateurs, colorants, édulcorants, arômes et exhausteurs d'arômes, d'autant que la loi n'oblige pas la mention de tous les additifs sur les étiquettes.

Pourquoi ? Le problème avec les additifs, c'est que l'éventuelle nocivité de chacun est testée sur des animaux de laboratoire, mais nous ne connaissons pas leurs effets sur des humains qui les consomment à petites doses, et tous ensemble, pendant une vie entière. Il est admis que certains additifs peuvent provoquer de l'asthme et des réactions cutanées. D'autres ont fini par être interdits après avoir été utilisés pendant des années. Mais ce qui est certain, c'est que le foie doit dégrader ces substances artificielles, ce qui lui demande un surcroît de travail.

Substituts : Aliments et produits diététiques ou bio garantis sans additifs chimiques. Les aliments que vous préparez vous-même.

Les allergènes potentiels

Le blé (pain, biscuits, céréales, pâtisseries, pâtes), les produits laitiers, les œufs et la levure sont susceptibles, chez un grand nombre de personnes, de déclencher des réactions d'intolérance favorisant la rétention d'eau.

Pourquoi ? La plupart des gens qui souffrent d'intolérances alimentaires conduisant à la rétention d'eau voient leur état s'améliorer dès qu'ils suppriment ces quatre aliments.

Substituts au blé : Seigle, riz, sarrasin, orge, millet, soja etc., leurs farines et les pâtes fabriquées avec ces céréales (par exemple, les nouilles et les vermicelles chinois sont faits avec de la farine de riz).

Substituts au pain : Galettes de céréales fabriquées sans levain et sans levure (comme les chapatis indiens ou les pitas grecques, mais que vous confectionnerez avec de la farine de seigle, de sarrasin ou de maïs).

Substituts aux produits laitiers : Lait, yaourt et fromage de soja, lait d'amande et de noix de coco.

Substituts aux œufs : Pour la confection des pâtisseries, un mélange de farine et de lait de soja, grâce à sa teneur importante en protéines, peut remplacer les œufs.

Certaines viandes, volailles et poissons

Toutes les viandes rouges, les viandes blanches et volailles non fermières, les foies de volailles non fermières, les poissons d'élevage (truite, saumon, turbot, daurade, bar).

Pourquoi ? Les graisses saturées de la viande rouge (même maigre) contiennent de l'acide arachidonique qui favorise les inflammations et donc les œdèmes. La volaille est moins grasse mais, si elle ne provient pas d'un élevage fermier ou bio, elle risque de receler des antibiotiques et des produits chimiques indésirables, tout comme le poisson d'élevage. Et il est impossible de savoir ce que concentrent les foies de volailles élevées artificiellement !

Substituts : Viande blanche et volailles fermières ou bio, poisson sauvage, soja et dérivés sans OGM (tofu).

S'il vous semble que tous vos aliments préférés sont interdits, pas de panique ! La Phase I du Régime antirétention d'eau ne dure que deux mois et ses effets sont très rapides. En même temps, la plupart des aliments et des plats qui vous sont autorisés et recommandés sont si délicieux qu'en quelques semaines, votre alimentation habituelle vous manquera de moins en moins.

Les provisions nécessaires pour n'être jamais prise au dépourvu

Faites en sorte d'être toujours prête. Ayez à chaque instant au frigo, au congélateur ou dans vos placards toutes les provisions qui vous permettront, sans casse-tête, de préparer un repas ou un en-cas facile à emporter :

• des galettes de riz complet soufflé

• du pain de seigle (sans blé)

• du pain noir 100 % seigle « Pumpernickel »

• des flocons d'avoine bio

• du muesli bio

• des céréales de petit déjeuner, sans sucre et sans blé, complètes et bio

• du riz complet ou du sarrasin cuit

• des haricots, des pois chiches ou des lentilles cuites

• du chou blanc et d'autres légumes crus et à râper : betteraves, carottes, céleri, tomates, fenouil, radis, oignons, etc.

- des poivrons crus et cuits

- de la salade ou des germes de soja

- des légumes cuits à la vapeur ou au micro-ondes : carottes, brocolis, épinards, céleri, chou, chou-fleur, maïs, etc.

- de la soupe de légumes faite maison

- des légumes surgelés

- du tofu

- des yaourts de soja

- du lait de soja

- du miso

- des blancs de poulet fermier

- des filets de poisson sauvage

- du thon et des sardines à l'huile d'olive ou à la tomate sans sel.

- des fruits frais avec toujours des citrons et des agrumes (oranges, pamplemousses, mandarines, dont vous mangerez aussi la membrane blanche, si riche en flavonoïdes) et, en saison, du raisin noir et des fruits rouges (fraises, framboises, myrtilles, mûres, groseilles, cerises, cassis), qui peuvent aussi être surgelés.

- des fruits secs
- de la farine de soja bio et sans OGM
- de la farine complète de seigle, de sarrasin et de maïs
- de l'huile d'olive
- du vinaigre de vin ou de cidre
- du sel de régime
- des herbes aromatiques
- des épices
- des tisanes
- un substitut de café à la chicorée
- de l'eau minérale ou filtrée

- Deux ou trois fois par semaine, préparez un grand faitout de soupe de légumes que vous conserverez au frigo. Achetez une Thermos comportant une large ouverture et, le matin, il vous suffira de la remplir de soupe bien chaude pour l'emmener au travail.

- Pour gagner du temps, faites cuire vos légumes secs en grande quantité et surgelez-en des portions individuelles que vous décongèlerez à mesure de vos besoins en les sortant du congélateur la veille pour le lendemain.

Comment organiser vos repas en Phase I

Répétons-le, vous pouvez et devez manger à votre faim sans mesurer les quantités ni compter les calories. Essayez cependant de varier vos repas, autant pour votre santé que pour votre plaisir : par exemple, ne prenez pas chaque jour le même petit déjeuner, alternez la viande, le poisson, la volaille et les plats végétariens et consommez des légumes divers et des fruits de saison à chaque repas. Les idées suivantes de menus ne sont que des suggestions que vous pouvez modifier à votre guise à condition de respecter les quatre grands principes de la Phase I. Vous pouvez intervertir le déjeuner et le dîner en fonction de ce qui est plus pratique pour votre rythme de vie et de travail.

Votre petit déjeuner

C'est le repas le plus important de la journée, surtout si vous cherchez à maigrir. Pendant le sommeil, votre organisme est à jeun et votre métabolisme ralentit. Un bon petit déjeuner réactive le métabolisme et permet de brûler davantage de calories tout au long de la journée. De plus, si l'on ne mange rien le matin, l'organisme fonctionne au ralenti jusqu'au déjeuner et l'on risque d'être fatigué et irritable pendant toute la matinée.

Certaines personnes ne prennent pas de petit déjeuner sous prétexte qu'elles ont à nouveau très vite faim. Cela ne survient que si l'on consomme des glucides rapides, c'est-à-dire de la confiture, du miel, du pain blanc ou des céréales raffinées et sucrées, qui élèvent rapidement le taux de sucre de sanguin, lequel va très vite redégringoler. C'est le fameux « coup de pompe » ou la fringale de 11 heures.

Les suggestions de petits déjeuners ci-dessous conviennent à tous les régimes, anti-rétention d'eau ou même amaigrissant car ils sont riches en magnésium, en vitamines B, en acides gras insaturés et en fibres solubles. Ils maintiendront votre glycémie stable et vous éviteront fatigue et fringales.

• Yaourt de brebis ou de soja avec de la compote de pommes et des amandes.

• Graines de tournesol, noisettes et raisins secs avec du lait de soja ou du tofu.

• Muesli véritable et bio, avec des amandes effilées et des abricots secs.

• Galettes d'avoine avec de la confiture de cerises sans sucre et de la pâte de sésame ou de noisettes.

• Flocons de maïs bio et non sucrés avec des tranches de banane, des noix de cajou et du lait de soja.

• Gâteau de riz complet avec des raisins secs, des noix écrasées et de la confiture sans sucre.

• Galettes de riz soufflé avec de la confiture sans sucre et des graines de sésame.

• Crêpes de sarrasin aux fruits frais (préparées avec de la farine de sarrasin et de l'eau, mais sans lait ni œufs).

• Crêpes de sarrasin à la confiture sans sucre et aux noix.

• Tartine de pain de seigle – à condition de bien vérifier qu'il ne contient pas de blé – et confiture sans sucre.

En guise de boisson, optez pour des jus de fruits (de préférence agrumes et fruits rouges pour leurs flavonoïdes), du lait de soja ou de noix de coco, des tisanes stimulantes (fruit d'églantier, hibiscus, thym) ou une boisson à la chicorée (substitut du café). De temps à autre, vous pouvez prendre une tasse de thé vert ou léger.

Votre déjeuner

Si vous êtes une femme au foyer ou si vous travaillez à domicile, il vous sera facile de préparer chaque jour votre déjeuner du Régime anti-rétention d'eau. Autrement, vous devrez emporter votre repas, à moins d'être à 100 % certaine de trouver tout ce qu'il vous faut – sans écart ! – à la cantine ou près de votre travail. Et, je ne le vous cache pas, ce n'est pas toujours facile !

Le riz complet, les légumes secs et les légumes crus ou cuits peuvent être assaisonnés d'une vinaigrette et d'herbes, et servis avec du tofu, du thon ou des sardines en conserve sans sel. Le chou blanc et les carottes peuvent être râpés et assaisonnés avec de l'huile d'olive, du yaourt de soja, du vinaigre ou du jus de citron.

Pour préparer une salade riche en protéines, vous utiliserez des haricots, des pois chiches ou des lentilles cuits, des germes de soja, de la salade et des crudités, que vous assaisonnerez avec une vinaigrette et du persil frais.

Pensez à emporter votre Thermos de soupe de légumes ou bien un peu de miso. Le miso est une pâte de soja très riche en protéines et en hormones végétales dont les Japonais font un grand usage et qui est l'une des raisons de leur excellente santé. Il suffit d'en dissoudre une cuillerée à soupe dans un bol d'eau bouillante pour confectionner en un clin d'œil une soupe nourrissante et délicieuse.

Quelques idées de déjeuners à emporter

1 – Soupe de légumes
Chou blanc, carottes râpées et raisins secs avec du yaourt de soja et une vinaigrette à la moutarde
Pain 100 % seigle
Fruits frais

2 – Salade de lentilles, oignons, brocolis à la vinaigrette et au persil
Riz complet aux graines de sésame
Fruits frais

3 – Soupe au miso et aux lentilles
Thon cru à l'huile d'olive sans sel
Riz complet aux oignons
Fruits frais

4 – Avocat aux crevettes et à la vinaigrette
Sarrasin cuit à la tomate et à l'ail
Galette de riz complet
Fruits frais

5 – Salade de maïs, pousses de soja, mâche, tofu et noix
Blanc de poulet fermier rôti froid
Pain 100 % seigle
Fruits frais

6 – Crème de choux de Bruxelles, brocoli, céleri et chou-fleur (mixée avec du lait de soja)
Tofu Burger sans blé
Fruits

7 – Soupe au potiron
Blanc de poulet fermier ou de dinde bio rôti
Riz complet aux raisins secs
Fruits

8 – Salade de crudités
Sushis
Fruits frais

Votre dîner

Si vous dînez en famille, vous pouvez préparer un certain nombre de plats qui seront délicieux pour tout le monde, ce qui ne vous empêchera pas de servir à votre mari ou à vos enfants de la viande, du fromage ou de pâtes auxquels vous ne toucherez pas. Vous mettrez sur la table le sel pour tout le monde et le sel de régime pour vous.

Quelques suggestions de dîner

1 – Soupe de légumes
Lentilles aux oignons et au persil
Riz complet au sésame
Crêpes de sarrasin aux fruits rouges

2 – Soupe au miso
Gratin de légumes au tofu
Pain 100 % seigle
Compote de pommes et de raisins secs

3 – Salade de crudités à l'huile d'olive
Poisson au four
Riz complet aux épinards, oignons et tomates
Pain 100 % seigle
Salade de fruits

4 – Soupe chinoise aux vermicelles de riz
Crêpes de sarrasin aux poivrons et aux fruits de mer
Épinards au tofu
Pain 100 % seigle
Fruits frais

5 – Soupe de légumes
Poulet fermier rôti
Maïs et brocolis
Pain 100 % seigle
Yaourt de soja et fruits frais

6 – Salade de germes de soja, carotte, champignons et chou blanc à l'huile d'olive et à la sauce de soja

Thon frais grillé

Gratin de chou-fleur et de brocolis au tofu et aux graines de sésame

Galettes de riz complet

Fruits frais

7 – Soupe aux choux

Cèpes à l'huile d'olive, à l'ail et au persil

Fruits frais

Vos boissons

Si vous ne buvez que du thé, du café, du coca et du vin, vous en êtes peut-être venue à penser que toutes les boissons civilisées sont de couleur foncée ! Cependant, il existe des centaines de boissons délicieuses qui ne demandent qu'à être essayées pour votre plus grand bien...

Toutes les boissons ci-dessous trouvent leur place dans le Régime anti-rétention d'eau. Les jus frais pressés sont un concentré de nutriments naturels dans un verre et ont une grande valeur thérapeutique. Buvez-en au moins un verre par jour. Mais ne vous privez pas et variez les plaisirs en alternant ou en mélangeant divers fruits et légumes pour concocter de succulents cocktails de vitalité.

Vous pouvez aussi acheter des jus frais au rayon frais des supermarchés. Vérifiez sur l'étiquette qu'ils sont préparés à partir de fruits frais (et non pas de concentré) et qu'ils ne contiennent ni sucre, ni colorants, ni conservateurs. Vous trouverez les tisanes et autres boissons de santé dans les rayons et magasins diététiques.

Les boissons de santé

- Jus frais de pomme, radis, céleri et persil

- Jus de betterave au céleri et au jus de citron

- Jus de tige de brocoli et de pomme acide

- Jus d'orange, de mandarine et de pamplemousse

- Jus de fraise, myrtille et cassis (au mixeur avec un peu d'eau minérale)

- Tisanes : fenouil, camomille, ortie, aubier de tilleul, verveine, fruits de l'églantier, hibiscus, thym, romarin, lavande

- Tisane de trèfle : préparée avec des fleurs de trèfle que vous aurez laissées sécher pour faire monter la teneur en coumarine (voir recette page 162.)

- Eau minérale ou filtrée (faites attention au taux de sodium, qui doit être le plus bas possible. Évitez les eaux chargées en bicarbonates (Saint-Yorre, Badoit, Vichy-Célestins...)

D'autres boissons délicieuses

• Jus d'orange frais avec de l'eau gazeuse naturelle

• Tisane glacée de fruit d'églantier ou d'hibiscus (très riche en vitamine C)

• Jus de raisin chaud à la cannelle

• Tisane de gingembre au zeste de citron

• Boisson à la chicorée et au lait de soja

• Thé vert (pas plus de deux tasses par semaine, à cause de sa teneur importante en caféine)

• Thé déthéiné avec du lait de soja ou de brebis

Quelques idées pour un en-cas, le grignotage ou le goûter

• Fruits : surtout du raisin noir, des fruits rouges, des pommes, des oranges et des pamplemousses

• Branches de céleri et bâtonnets de carotte crus

• Une poignée d'amandes, de noix, de noix de cajou et de graines de tournesol non salées

• Des biscuits d'avoine sans sucre avec de la confiture sans sucre

• Un bol de soupe de légumes avec une galette de riz soufflé au sésame

Conseils utiles et astuces pour réussir la Phase I

Bien démarrer

Ne vous lancez pas dans le Régime anti-rétention d'eau avant d'avoir tout bien organisé. Si vous faites votre marché une fois par semaine en grande surface, vérifiez que vous y trouverez tout ce dont vous aurez besoin. Sinon, adressez-vous au magasin diététique le plus proche. Achetez de préférence le poisson, la volaille et les légumes chez un commerçant de confiance qui vous garantira leur provenance (volailles fermières, bio ou nourries au grain, poisson sauvage et légumes bio ou d'agriculture raisonnée).

Adaptez le Régime anti-rétention d'eau à votre mode de vie. Si vous avez l'habitude de vous précipiter vers le frigo quand vous rentrez du travail, faites en sorte d'y trouver toujours quelque chose qui vous plaise et qui soit en accord avec le régime.

Préparez d'avance un plat de légumes secs et de légumes frais, ainsi qu'une soupe, que vous pourrez réchauffer rapidement. Faites cuire une grande casserole de riz complet dont vous surgèlerez des portions individuelles qu'il vous suffira de décongeler au fil de vos besoins. Faites la même chose avec les haricots, les lentilles, les pois chiches et les légumes verts.

Préparez votre repas à emporter la veille au soir afin de ne pas avoir ce souci le matin.

Une préparation astucieuse et une cuisine savoureuse rendront le Régime anti-rétention d'eau facile et très agréable.

La première semaine est la plus problématique. Une fois cette étape franchie, vous réussirez à récolter tous les bienfaits du programme à coup sûr. Non seulement vous perdrez de l'eau et des kilos mais vous constaterez l'amélioration d'une foule de petits tracas, comme l'insomnie, la constipation, les ballonnements, les problèmes de peau, les maux de tête, les douleurs articulaires, l'inconfort avant les règles ou le manque d'énergie.

Bien s'équiper

Bien que ces accessoires ne soient pas strictement indispensables, il vous sera bien plus facile de suivre le Régime anti-rétention d'eau si vous possédez un congélateur et un autocuiseur. Ce dernier est particulièrement intéressant pour les légumes secs, qui cuisent en quelques minutes alors que, à la casserole, leur cuisson peut prendre des heures.

Pour extraire vos jus de fruits et de légumes frais, dont la consommation quotidienne est capitale pour combattre la rétention d'eau, vous avez besoin d'une centrifugeuse, mais un mixeur fera aussi bien l'affaire. Il vous suffit de bien les broyer avec un peu d'eau pour concocter des cocktails aussi amusants que délicieux.

Prenez le temps de cuisiner

Tout le monde a le temps mais certaines n'en font pas une priorité. Avec le Régime anti-rétention d'eau, une heure ou deux passées dans votre cuisine suffiront pour remplir votre frigo et votre congélateur de repas tout prêts pour plusieurs jours. Par exemple, un grand faitout de soupe vous durera au moins quatre ou cinq jours, une casserole de riz complet surgelé vous assurera une demi-douzaine de repas et les haricots, lentilles et pois chiches cuits et congelés vous fourniront des quantités de protéines.

Il vous suffira de les faire réchauffer dans un peu d'huile d'olive et d'ajouter quelques légumes frais, du sel de régime, des herbes et des épices pour obtenir un repas bien moins coûteux et aussi rapide qu'un plat tout préparé, mais mille fois plus bénéfique.

Vous pouvez aussi passer au mixeur des haricots verts, des carottes, des pommes de terre, des poireaux et des oignons cuits avec du lait ou du yaourt de soja pour préparer en un clin d'œil une formidable soupe de légumes. Quoi de plus simple ?

Un filet de poisson surgelé ne demande que quelques minutes pour être dégelé dans l'eau chaude ou au micro-ondes, puis grillé. Vous pouvez user et abuser des légumes surgelés. En fait, pensez toujours à en faire cuire davantage que la quantité dont vous avez immédiatement besoin afin de les garder dans une boîte au frigo et de les réchauffer avec un peu d'huile d'olive pour les servir avec votre poisson ou votre volaille.

Lire attentivement les étiquettes

La plupart des préparations du commerce contiennent un peu de blé, d'œufs ou de lait, qui sont mentionnés en petits caractères. Aussi, décryptez consciencieusement la composition des produits avant de les acheter et, si vous y trouvez des termes que vous ne connaissez pas, comme « amidon modifié » (qui provient du blé) ou « caséine » (extraite du lait), il est plus prudent de vous abstenir. Souvenez-vous que vous ne pouvez être à 100 % certaine que de ce que vous préparez vous-même.

Consommer suffisamment de calcium

Dans la mesure où la Phase I du Régime anti-rétention d'eau n'autorise pas de lait de vache ni de produits laitiers, vos proches et votre médecin risquent de vous mettre en garde quant à vos apports alimentaires en calcium, surtout si vous avez atteint ou dépassé la ménopause et que le risque d'ostéoporose vous préoccupe. Sachez toutefois que de nombreux autres aliments, tels que les légumes secs, les noix, noisettes et fruits secs, les légumes verts, le poisson, les fruits de mer et le tofu contiennent un taux de calcium loin d'être négligeable. En cas de doute, vous pouvez prendre contact avec une association végétarienne ou bien consulter un nutritionniste qui connaît bien le végétarisme.

Consommer suffisamment de protéines

Comme vous le savez désormais, un manque de protéines pouvant conduire à la rétention d'eau, il est important d'en consommer chaque jour suffisamment. Les menus suggérés pour le Régime anti-rétention d'eau tiennent compte de ce besoin mais, lorsque vous les adapterez, souvenez-vous que chaque repas doit comporter une belle portion d'un des aliments suivants au moins : noix ou graines (amandes, noisettes, graines de tournesol, de sésame, etc.), légumineuses (haricots, lentilles, pois chiches, soja, etc.), riz complet, poisson sauvage, fruits de mer ou volaille fermière ou bio. Et, comme aucun végétal, à part le soja, ne contient la totalité des acides aminés essentiels, il est capital de les mélanger et de les varier afin d'obtenir des protéines complètes et de bonne qualité nutritionnelle.

Gérer vos envies de sucre

L'envie de sucre n'est pas que physique, elle est aussi et surtout psychologique. De nombreuses études ont montré que la plupart des gens qui ont des problèmes de poids utilisent le sucre pour calmer leur anxiété ou consoler leurs états d'âme. C'est pourquoi renoncer au sucre peut sembler insoutenable.

Mais la bonne nouvelle, c'est que l'effet le plus désastreux du sucre – l'élévation brutale du taux d'insuline qui conduit à la prise de poids, au diabète, aux sautes d'humeur et au cancer – peut être totalement évité si vous consommez le sucre naturellement contenu dans les fruits. Et cela pour deux raisons. D'abord, ce sucre naturel est généralement associé à des fibres qui ralentissent son absorption et modulent la réponse insulinique. D'autre part, le fructose, qui est le sucre présent dans la plupart des fruits, a un index glycémique très bas, aussi bas que celui des lentilles, c'est-à-dire qu'il ne provoque pas d'élévation massive de la glycémie et, par conséquent, qu'il est quasiment sans effet sur la sécrétion d'insuline. C'est pourquoi, autant pour votre ligne que pour votre santé et votre équilibre nerveux, vous pouvez satisfaire vos envies de sucre en mangeant des pommes, des oranges, des cerises, des framboises, des kiwis, des prunes et tous les fruits que vous désirez, ainsi que des raisins secs, des abricots secs, des dates ou des figues sèches. Vous utiliserez des jus de fruits ou des fruits secs écrasés pour sucrer vos desserts. Mais évitez le miel, les sirops (comme le sirop d'érable) et le sucre roux car ils exerceraient quasiment le même effet que le sucre blanc sur votre métabolisme. Pendant la Phase I, vous ne boirez pas de thé ni de café. Mais, plus tard, et si vous avez absolument besoin de « sucrer » vos tisanes, vous pouvez utiliser du fructose ou de l'aspartame.

Gérer vos envies de chocolat

Bien que ce soit un goût acquis, l'envie de chocolat peut être déclenchée par le besoin qu'a votre organisme de se procurer du magnésium ou du fer, dont le cacao est assez riche. Étant donné que le Régime anti-rétention d'eau fournit ces deux minéraux en abondance, il devrait vous aider à vous débarrasser d'une éventuelle dépendance physique au chocolat. Ce qui ne vous laissera à gérer que le désir psychologique de savourer une douceur !

Le meilleur moyen de satisfaire ce désir consiste à manger autre chose que vous aimez. Par exemple, vous pouvez préparer une banane à la crème de soja sur laquelle vous saupoudrerez un peu de poudre de cacao qui vous donnera la saveur du chocolat mais sans le sucre ni le gras. Une autre solution délicieuse consiste à prendre un carré de chocolat très noir d'excellente qualité et à le croquer peu à peu en laissant chaque morceau fondre lentement sur la langue : dix minutes de plaisir ininterrompu...

Et puis, n'oubliez pas que, sur cette terre, tous les plaisirs ne sont pas comestibles ! Pourquoi ne pas vous offrir un vêtement, une nouvelle coupe de cheveux, un soin de beauté ou un massage ? Ou bien entreprendre une activité dont vous rêvez depuis longtemps : monter à cheval, conduire une moto, suivre des cours de chant ou de théâtre ? D'autant que vous aurez bientôt une nouvelle silhouette à mettre en avant !

Gérer vos repas d'affaires et vos sorties

La plupart des femmes redoutent les repas d'affaires, au cours desquels elles se sentent obligées de manger et de boire sans retenue. Cependant, presque tout le monde se préoccupe de son hygiène de vie et, si vous l'interrogez subtilement, vous découvrirez peut-être que votre interlocuteur est au régime. Si c'est le cas, il vous sera facile de trouver un menu d'entente. Sinon, expliquez que votre médecin vous a prescrit un régime pour des raisons de santé sur lequel vous ne vous étendrez pas.

Au restaurant, aucun problème : choisissez une assiette de crudités, du poisson ou une volaille grillés avec des légumes, suivis d'un fruit et arrosés d'eau minérale. Demandez seulement qu'on vous les prépare sans sel et qu'on vous apporte un citron et de l'huile pour les assaisonner vous-même. Plutôt qu'un café, prenez une tisane de verveine ou de camomille à la fin du repas.

Les restaurants marocains, tunisiens, libanais ou indiens proposent toujours des plats simples de riz, de lentilles ou de légumes, avec du tofu ou de la volaille. Les sushis sont parfaitement compatibles avec la Phase I, à condition de ne pas abuser de sauce de soja. Mais attention aux restaurants chinois, dont la plupart des plats en sauce contiennent du monoglutamate de sodium, qui est interdit en Phase I. Vous y trouverez une grande variété de préparations (soupes, salades, grillades, plats de riz) sans œufs ni viande rouge, puisque les nouilles et les vermicelles sont fabriqués avec de la farine de riz.

En ce qui concerne vos invitations à dîner, prévenez la maîtresse de maison que vous êtes au régime et donnez-lui une liste des aliments que vous avez le droit de manger. Vous faire plaisir sera certainement son premier souci et peut-être même, si vous lui expliquez les bienfaits que vous en retirez, aura-t-elle l'envie et découvrira-t-elle le besoin d'adopter le Régime anti-rétention d'eau !

On me pose souvent la question suivante : « Que faire si, dans des circonstances imprévisibles, je ne trouve rien à manger qui soit compatible avec mon régime ? » Les écarts occasionnels les moins nocifs consistent à choisir du poulet rôti, des croquettes de poisson (en enlevant la panure), des pommes frites, du riz blanc et du riz cantonais.

Que boire ?

Le thé, le café, le vin, la bière et le coca ne sont pas indispensables, mais l'eau, oui ! Boire de l'eau de préférence à d'autres boissons permet de diluer vos liquides interstitiels, qui du coup seront réabsorbés plus facilement par vos capillaires. Comme l'eau du robinet est pleine de chlore et d'impuretés et que l'eau en bouteille est lourde à transporter et représente un certain budget, pourquoi ne pas investir dans un filtre ?

Utiliser conserves et surgelés

Ces aliments permettent de grandes économies de temps, à condition de répondre aux exigences du Régime anti-rétention d'eau. Ainsi, en Phase I, pendant laquelle vous n'avez pas droit au sucre, vous ne pouvez pas manger de fruits au sirop, mais les fruits surgelés et les jus de fruits sans conservateur et sans sucre sont ce qui rapprochent le plus des fruits frais. Les légumes surgelés et les tomates en boîte conservées dans leur propre jus ne posent pas de problème à condition d'éviter les marques qui y ajoutent des conservateurs. Les autres conserves de légumes contiennent généralement du sel et ne conviennent pas, sauf si elles sont prévues pour les régimes sans sel. Vous trouverez dans les magasins diététiques un choix assez intéressant d'aliments sans sodium, y compris des sardines et du thon à l'huile. Mais n'oubliez pas que les produits frais sont toujours préférables car la conservation diminue la teneur des légumes en vitamines (surtout C et B) de même qu'un trop long séjour au frigo.

Gérer les effets indésirables du Régime anti-rétention d'eau

Un certain nombre de personnes enregistrent quelques effets désagréables au début du régime, tels que, pendant un jour ou deux, des maux de tête causés par la suppression de la caféine. Prenez un ou deux comprimés d'aspirine non effervescente et dissous dans un verre d'eau, mais pas de paracétamol ni d'autres analgésiques car ils sont plus agressifs pour le foie.

Les autres effets indésirables sont la faiblesse et la fatigue quand on ne consomme pas suffisamment de calories. N'essayez surtout pas de faire d'une pierre deux coups en transformant le Régime anti-rétention d'eau en régime basses calories : vous n'en tireriez aucun bénéfice supplémentaire mais beaucoup de désagréments. Au lieu de vous focaliser sur les modifications à long terme de vos habitudes alimentaires que vous mettrez en place après les Phases I et II pour éviter désormais la rétention d'eau, vous n'auriez qu'une seule envie : laisser tomber le régime et recommencer à manger tous les aliments responsables de vos ennuis.

Prenez bien conscience que, pour conserver un apport calorique adéquat, vous allez devoir manger plus que d'habitude, en particulier au petit déjeuner et à midi. Si, auparavant, vous vous contentiez d'un sandwich ou d'une barre de céréales, sachez qu'ils apportent autant de calories qu'un repas complet du Régime anti-rétention d'eau !

En outre, la grande quantité de fibres fournies par le Régime anti-rétention d'eau peut provoquer des réactions intestinales, comme des gaz ou un transit accéléré. Tout finira par se normaliser. Pour l'instant, mangez peu à la fois, lentement et souvent, et évitez les aliments qui semblent vous causer le plus de désagréments.

Que faire si je n'arrive pas à suivre le Régime anti-rétention d'eau au point de vouloir tout arrêter ?

La Phase I est prévue pour durer deux mois. Il s'agit de donner à votre organisme le temps nécessaire pour réparer les dégâts provoqués par des mauvaises habitudes alimentaires ou des déficits nutritionnels. Mais si vous n'arrivez vraiment pas à tenir deux mois, fixez-vous un objectif de deux semaines minimum et de quelques jours supplémentaires à partir du moment où vous sentez que vous allez craquer. Si vous arrêtez la Phase I au bout de quinze jours pour passer à la Phase II, vous aurez déjà recueilli pas mal de bienfaits. Cependant, la plupart des gens trouvent que, quand ils ont tenu deux semaines, le plus dur est fait et le reste devient un régime de croisière. Mais si vous n'y arrivez pas du premier coup, ne perdez surtout pas espoir, la deuxième tentative sera la bonne : quand vous essaierez à nouveau le Régime anti-rétention d'eau, d'ici quelques mois, vous y serez mieux préparée et tout deviendra infiniment plus facile...

Utiliser des ingrédients inhabituels

Ingrédients	Où les trouver ?	Effets sur la santé	Comment les utiliser ?
Airelles	Rayons des fruits frais et surgelés	Riche en flavonoïdes	Laissez dégeler et consommer tel quel. Ou bien placez les fruits dans un plat à four moyen pendant 25 minutes. Servez froid ou chaud avec du yaourt de soja ou du tofu. Si vous avez besoin de sucrer, ajouter un peu de purée de dattes, de confiture de myrtilles sans sucre ou de fructose.
Myrtilles	Rayons des fruits frais et surgelés. Dans les rayons et magasins diététiques, vous trouverez de la confiture de myrtilles sans sucre.	Riche en flavonoïdes	Servez les myrtilles fraîches avec du yaourt de soja ou cuisez-les à la manière des airelles. Comme elles sont naturellement sucrées, les myrtilles n'ont pas besoin d'être adoucies.

Ingrédients	Où les trouver ?	Effets sur la santé	Comment les utiliser ?
Confitures de fruits rouges ou d'agrumes sans sucre	Rayons et magasins diététiques	Les fruits rouges et les agrumes sont riches en flavonoïdes.	Remplace la confiture. Il existe 2 sortes de confitures : au jus de raisin ou de pomme ou au fructose. Évitez celles qui contiennent du sorbitol.
Germes de luzerne	Rayons frais et magasins diététiques, où l'on trouve aussi les graines.	Riche en coumarine	Les germes de luzerne se trouvent en paquets mais vous pouvez les faire pousser vous-même. Dans ce cas, mangez-les lorsqu'ils auront atteint 3 cm de long.
Farine de soja	Rayons et magasins diététiques	Riche en protéines. Comme le soja et nombre de ses dérivés (sauf la sauce de soja), contient des phytohormones qui protègent contre les troubles de la ménopause.	Grâce à leur teneur en protéines, quelques cuillerées de farine de soja peuvent remplacer les œufs dans des préparations culinaires et des sauces. Dépourvue de gluten, cette farine ne peut pas entrer dans la confection de pâtes levées, comme la farine de blé.

Ingrédients	Où les trouver ?	Effets sur la santé	Comment les utiliser ?
Lait de soja	Supermarchés et magasins diététiques	Protéines et phytoestrogènes	Utilisez-le comme le lait de vache. Contient moins de protéines et de graisses saturées. Choisissez de préférence les marques qui apportent une bonne teneur en calcium. Vous pouvez faire cuire le lait de soja doucement avec du riz complet, des raisins secs et du jus de raisin pour préparer un délicieux gâteau de riz.
Miso	Magasins diététiques	Préparation japonaise traditionnelle, cette pâte de soja de couleur brune est très riche en protéines, vitamines, et minéraux et contient peu de sodium. Il ne faut toutefois par en abuser car le miso recèle un peu de sel.	Délayez-le dans de l'eau bouillante pour préparer un bouillon ou bien ajoutez-le aux soupes de légumes et aux ragoûts. Une variété de miso à base de blé doit être évitée pendant les Phases I et II. Le miso d'orge convient.

Ingrédients	Où les trouver ?	Effets sur la santé	Comment les utiliser ?
Sauce de soja ou tamari	Supermarchés, magasins diététiques et épiceries asiatiques	Source de protéines. Ne contient pas de phytoestrogènes.	Remplace le sel dans les assaisonnements et la cuisine. À utiliser toutefois avec modération.
Tofu ou fromage de soja	Supermarchés, magasins diététiques et épiceries asiatiques	Bonne source de protéines. Contient des phytoestrogènes et du calcium.	Le soja ferme, coupé en cubes, remplace la viande ou le fromage dans des plats de légumes. Il faut commencer par faire revenir les cubes dans l'huile. Le soja mou remplace le fromage ou la crème pour la confection de sauces ou de gâteaux.
Yaourt au lait de soja	Supermarchés et magasins diététiques	Protéines, phytoestrogènes + les bactéries du yaourt pour une bonne immunité et un bon transit intestinal.	Remplace le yaourt normal.

Ingrédients	Où les trouver ?	Effets sur la santé	Comment les utiliser ?
Légumes secs Haricots Pois cassés Pois chiches	Supermarchés Magasins diététiques Épiceries orientales	Source économique de protéines, riche en fibres	Les légumineuses doivent tremper avant cuisson. Couvrez-les de 4 fois leur volume d'eau filtrée et laissez tremper toute la nuit. Jetez l'eau de trempage, puis versez-les dans un autocuiseur en les recouvrant d'eau filtrée. Amenez à pleine pression et laissez cuire pendant 5 à 8 minutes. La cuisson sous pression dégrade les éléments toxiques des haricots crus. Si vous n'avez pas d'autocuiseur, laissez-les cuire à petits bouillons pendant 2 heures environ en fonction de leur taille, jusqu'à ce qu'ils soient tendres. Pour les surgeler, procédez comme pour le riz complet.

Ingrédients	Où les trouver ?	Effets sur la santé	Comment les utiliser ?
Lentilles	Supermarchés, magasins diététiques et épiceries orientales	Riches en protéines, en fibres et en fer	Idéales pour préparer un ragoût, un curry ou une soupe. Il n'est pas nécessaire de les faire tremper. Cuisez-les à l'eau, avec des oignons, de l'ail et des épices, pendant 25 minutes. Ajoutez du persil frais haché, dont la vitamine C améliore l'assimilation du fer des lentilles.
Riz complet	Supermarchés et magasins diététiques	Riche en vitamines B et en fibres	Lavez-le plusieurs fois et laissez-le tremper toute la nuit dans deux fois son volume d'eau filtrée. Versez-le avec son eau dans une casserole et faites cuire, à couvert et à petits bouillons, pendant 20 minutes. Si toute l'eau n'a pas été absorbée, jetez l'excédent en le passant, puis laissez le riz

Ingrédients	Où les trouver ?	Effets sur la santé	Comment les utiliser ?
			reposer 5 minutes hors du feu ; après quoi il est prêt à être servi. Quand il est froid, vous pouvez le faire revenir dans un peu d'huile puis le surgeler en portions individuelles.
Sarrasin ou blé noir	Rayons et magasins diététiques	Riche en magnésium et en rutine, un flavonoïde qui renforce les capillaires.	Le sarrasin est une céréale qui convient aux personnes allergiques au blé. Les graines peuvent être cuites et utilisées comme du riz. La farine de sarrasin ne contient pas de gluten et on l'utilise pour la confection des crêpes bretonnes.
Farine d'épeautre	Magasins diététiques	Nombre de personnes qui ont une intolérance au blé ne l'ont pas à l'épeautre.	Remplace la farine de blé complet dans toutes les préparations. On trouve aussi des pâtes d'épeautre.

Ingrédients	Où les trouver ?	Effets sur la santé	Comment les utiliser ?
Flocons d'avoine Muesli	Dans tous les rayons de céréales de petit déjeuner et magasins diététiques qui proposent aussi des céréales bio.	Riche en vitamines B, magnésium et fibres. Stimulant du métabolisme.	Pour le petit déjeuner, achetez des flocons pré-cuits et humectez-les avec du lait de soja, de l'eau ou du jus de fruits.
Pain de seigle et pain noir « Pumpernickel »	Boulangeries, rayons diététiques et rayons du pain emballé	Choisissez du pain qui ne contient ni blé ni levure.	Remplace le pain aux repas et les tartines du petit déjeuner. Vous pouvez en faire de délicieux sandwiches. Brisez-le en petits morceaux à ajouter aux soupes et aux salades.
Farine de caroube Substitut du cacao	Magasins diététiques	Très riche en calcium Naturellement sucré	Le caroube est une graine dont la farine peut entrer dans la confection de gâteaux et de biscuits, en remplacement du chocolat ou pour donner une saveur douce et sucrée.

Ingrédients	Où les trouver ?	Effets sur la santé	Comment les utiliser ?
Yaourt de brebis et de chèvre Yaourt grec	Supermarchés et magasins diététiques	Contiennent du calcium, des protéines et de bons acides gras oméga-3.	Remplacent le yaourt de vache.
Levure chimique au potassium	Magasins diététiques	Permet de confectionner gâteaux et biscuits sans le sodium que contient la poudre à lever ordinaire.	Suivez les instructions du paquet.
Sel de régime au potassium ou au magnésium	Rayons diététiques et pharmacies	Permet de saler vos plats sans consommer de sodium. Apport intéressant en potassium ou en magnésium	Remplace le sel dans toutes les préparations culinaires. On trouve aussi des produits à teneur réduite en sodium qui contiennent 2/3 de sel de régime et 1/3 de sodium.
Boisson à la chicorée Substitut de café	Rayons café et magasins diététiques	Draine le foie et la vésicule biliaire.	Peut s'acheter en poudre ou en granulés pour être préparé comme un café instantané.

Ingrédients	Où les trouver ?	Effets sur la santé	Comment les utiliser ?
Tisanes Aubier de tilleul Camomille Fleurs de trèfle Fraisier (feuille) Marron d'Inde Mélilot Ortie Persil	Magasins diététiques, pharmacies et parapharmacies	Souvent riches en flavonoïdes, coumarine et autres actifs bénéfiques.	Comptez 4 cuillerées à soupe de plante sèche par litre d'eau filtrée. Placez dans une théière et versez par-dessus l'eau bouillante. Laissez infuser 15 minutes avant de filtrer et de boire chaud ou froid, nature ou sucré au fructose ou avec du jus d'orange, de raisin ou de pomme.

LA PHASE II : TESTEZ VOS INTOLÉRANCES ALIMENTAIRES

Vous allez à présent tester vos éventuelles intolérances alimentaires. Comme nous l'avons vu au chapitre 2, beaucoup de cas de rétention d'eau peuvent résulter d'allergies à des aliments courants. Mais, quand on les consomme plusieurs fois par jour, il est pratiquement impossible d'établir le lien de cause à effet. Voici quels sont les aliments les plus ordinaires et susceptibles d'être la cause de votre problème :

- le blé (pain, biscottes, biscuits, pâtisseries, farine, sauces, plats préparés...)

- les produits laitiers (lait, crème, fromage, yaourt, beurre et tous les aliments qui en contiennent)

- la levure (boissons alcoolisées – bière –, cubes de bouillon, pain, pizza)

- les œufs (pâtes aux œufs, pâte à frire, sauces, pâtisseries, desserts, quiches, crêpes, glace aux œufs et nombre de plats tout prêts).

Si vous avez beaucoup éliminé, dégonflé et perdu de poids pendant la Phase I, il y a 90 % de chances pour que vous soyez intolérante à l'un de ces aliments. Le seul moyen d'en être absolument certaine et de découvrir le coupable consiste à les réintroduire un par un dans votre alimentation, d'une manière très méthodique. C'est tout le but de la Phase II.

Pour mettre ces intolérances en évidence, je ne pense pas que les analyses de sang soient très efficaces et je ne vous conseille pas d'en faire. Elles sont beaucoup moins précises que la procédure par essais de la Phase II, dans la mesure où elles mettent le sang en contact avec des aliments non digérés, ce qui n'est jamais le cas dans la réalité.

Une fois que vous aurez testé tous ces aliments pendant quatre semaines et que vous aurez noté dans le tableau suivant ceux qui provoquent chez vous un gain de poids brutal ou des symptômes désagréables, vous pourrez passer à la Phase III.

Comment tester vos intolérances alimentaires

Semaine 1 : Le blé, tous les jours pendant cinq jours

En plus des aliments autorisés pendant la Phase I, ajoutez chaque jour des produits à base de blé (farine de blé, pâtes sans œufs et crackers sans levure) pendant cinq jours, puis arrêtez-les.

Si vous enregistrez des réactions désagréables telles que maux de tête, nez bouché, forte fatigue, ou si vous prenez plus d'un kilo avant la fin des cinq jours de test, arrêtez le blé. Il est à peu près certain que vous êtes intolérante au blé et que vous devez continuer à l'éviter.

Avec ou sans réactions, arrêtez le blé au bout de cinq jours et reprenez l'alimentation de Phase I pendant deux jours.

Vos résultats

Semaine 2 : Les produits laitiers, tous les jours pendant cinq jours

Recommencez la procédure de la semaine 1, mais en remplaçant chaque jour le blé par des produits laitiers : lait, fromages et yaourts.

Vos résultats

Semaine 3 : Les œufs, tous les jours pendant cinq jours

Recommencez la procédure de la semaine 1, mais en remplaçant chaque jour le blé par des œufs : à la coque, au plat, en omelette ou en sauce. Mais, attention : n'ajoutez ni lait ni farine.

Si vous ne voulez pas manger un œuf par jour, préparez une omelette dont vous consommerez chaque jour une petite tranche.

Vos résultats

Semaine 4 : La levure, tous les jours pendant cinq jours

Recommencez la procédure de la semaine 1, en remplaçant chaque jour le blé par de la levure, mais sans blé, laitages ni œufs. Achetez un peu de levure sans sel dans un magasin diététique et dissolvez-en une demi-cuillerée à café dans une tasse d'eau bouillante, que vous boirez chaque jour pendant la période de test.

Vos résultats

LA PHASE III : CONTRÔLER DÉFINITIVEMENT LA RÉTENTION D'EAU

Cette dernière partie du Régime anti-rétention d'eau va devenir votre manière habituelle de vous alimenter si vous voulez contrôler définitivement vos problèmes de rétention d'eau. Les aliments « ennemis » de la Phase I, indiqués à la page 177, ne sont plus absolument interdits. Vous pouvez désormais les consommer, mais à trois conditions :

• Évitez les aliments susceptibles d'aggraver votre problème de rétention d'eau.

• 90 % de votre alimentation quotidienne doit se composer de légumes, de céréales complètes, de produits céréaliers complets, de légumineuses, de tofu et autres dérivés du soja, de poissons gras, de volailles bio ou fermières, de noix et graines diverses ainsi que de fruits et de jus.

• En revanche, vous pouvez choisir librement les 10 % restants.

Par exemple, si la Phase II vous a permis de comprendre que votre rétention d'eau résulte d'une intolérance aux produits laitiers, pour vos 10 % de libre choix, vous pouvez consommer tout ce qui vous fait plaisir, sauf le lait, les yaourts, le fromage, le beurre et toutes les préparations qui en contiennent. Si le cœur vous en dit, régalez-vous de poisson frit à l'huile, de pommes frites, de pizza sans fromage, d'œufs à la coque ou bien d'une omelette sans lait ni crème, de pain et d'un gâteau au chocolat préparé sans lait ni crème, mais pas de lait avec vos céréales du petit déjeuner, pas de quiche lorraine, pas de dessert lacté et pas de chou à la crème !

Les grands principes de la Phase III

Le tableau de la page 234 (Tous les aliments en un coup d'œil) indique dans les détails les propriétés des aliments répertoriés ci-dessous, c'est-à-dire ceux qui sont riches en protéines, en certaines vitamines ou qui facilitent le travail du foie. Je vous recommande de regarder attentivement les deux tableaux en même temps si vous voulez bien comprendre quels aliments vous sont bénéfiques ou nocifs et lesquels vous devrez désormais adopter ou éviter.

Les règles d'une alimentation de minceur, de bien-être et de santé

Dans la Phase III du Régime anti-rétention d'eau, il est recommandé de consommer les différentes catégories d'aliments dans les proportions indiquées par le schéma. Si vous êtes végétarienne, ou si vous ne mangez pas régulièrement de la volaille ni du poisson, assurez-vous un apport adéquat de protéines en consommant chaque jour une variété de légumes secs, du soja, des céréales et des graines (aliments en italique).

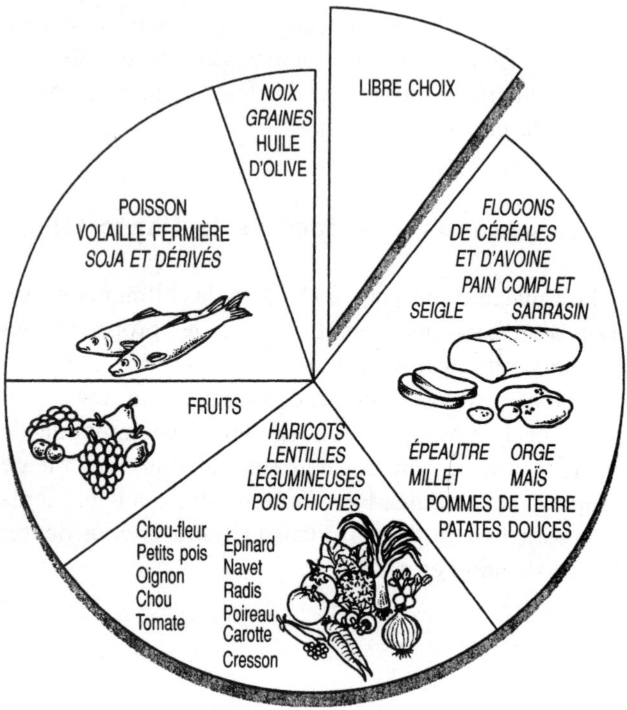

Cause de votre rétention d'eau	Aliments à éviter complètement	Aliments à consommer avec précaution	Aliments recommandés	Autres mesures bénéfiques
Intolérance alimentaire	Les aliments pour lesquels vous avez identifié votre intolérance en Phase II.	Alcool, caféine, et additifs chimiques	Aliments riches en quercétine (peau des pommes, chou), en magnésium et en vitamine B6. Aliments favorisant le travail du foie.	Supplémentation en quercétine, magnésium, zinc et vitamines B. Traitement naturel et diététique pour réparer l'intestin.
Protéine	Aucun aliment n'est strictement limité ni recommandé, excepté ceux figurant dans les conseils généraux à la fin de ce tableau, dans la mesure où les Phases I et II devraient avoir corrigé votre déficit en protéines. Veillez à continuer d'en consommer en quantité suffisante.			Suppléments d'enzymes digestives.
Fatigue ou déficience rénale	Aliments très salés	Sel et aliments sucrés. Évitez la consommation excessive de protéines.	Aliments riches en magnésium, en sélénium et en vitamine B6 (noix et graines).	Supplémentation en magnésium, sélénium et vitamines B6.
Médicament	Discutez avec votre médecin de la nécessité de prendre ces médicaments. Consultez un médecin phytothérapeute, naturopathe et nutritionniste.			

Cause de votre rétention d'eau	Aliments à éviter complètement	Aliments à consommer avec précaution	Aliments recommandés	Autres mesures bénéfiques
Pollution interne	Alcool et caféine	Aliments riches en graisses saturées, sucre ou farine raffinée. Aliments transformés industriellement. Fritures, additifs chimiques.	Aliments bio. Eau minérale ou filtrée. Aliments riches en fibres. Aliments qui facilitent le travail du foie. Curcuma et gélatine. Veillez à consommer un apport adéquat de protéines.	Supplémentation en magnésium ; taurine, gluthation, cystéine et extrait végétal de silymarine. Évitez la constipation.
Insuffisance lymphatique ou capillaire	Repas sans fruits ni légumes	Café et alcool. Aliments riches en graisses saturées, sucre ou farine raffinée. Aliments transformés industriellement. Fritures.	Légumes et jus de légumes. Fruits et jus de fruits (surtout agrumes avec leur peau blanche et fruits rouges). Aliments et plantes riches en coumarine et en flavonoïdes (voir page 161), sarrasin.	Extraits de ginkgo biloba et de marron d'Inde, tisane et bains de fleurs de trèfle séchées. Exercice et drainage lymphatique.

Cause de votre rétention d'eau	Aliments à éviter complètement	Aliments à consommer avec précaution	Aliments recommandés	Autres mesures bénéfiques
Déficits en vitamines et minéraux	Repas sans fruits ni légumes	Aliments riches en graisses saturées, sucre ou farine raffinée, fritures. Aliments transformés industriellement.	Céréales complètes et aliments entiers et bio. Légumes et jus de légumes. Fruits et jus de fruits, noix et oléagineux, poissons gras.	Formules de multivitamines et minéraux, plus un supplément de zinc et de magnésium.
Recommandations générales	Repas dépourvus de fruits et de légumes	Café. Aliments riches en graisses saturées, sucre ou farine raffinée, fritures. Aliments transformés industriellement, additifs chimiques. Sel et aliments très salés. Si vous avez droit à l'alcool, optez pour le vin, avec modération.	Céréales complètes et aliments entiers et bio. Légumes et jus de légumes. Fruits et jus de fruits, noix et oléagineux, poissons gras.	Exercice, massages, drainage lymphatique, suppléments de vitamines et minéraux, plantes médicinales de drainage.

Avertissement important

Au cas où, après avoir enclenché la Phase III, vous enregistrez une rechute de vos soucis de santé, comme des articulations douloureuses, des éruptions cutanées ou des troubles digestifs, qui avaient disparu pendant la Phase I, notez sur un agenda tout ce que vous mangez jour après jour, vos symptômes et les moments auxquels ils se manifestent. Cela vous permettra d'identifier quels aliments en sont responsables, tels qu'une viande, un additif alimentaire ou une boisson. Si vous ne parvenez pas à mettre le doigt sur la cause du problème, il est préférable de consulter un nutritionniste naturopathe.

Un conseil utile pour contrôler votre apport en matières grasses

Les matières grasses naturelles – beurre, crème, viande, huile d'olive ou lait de coco – ne sont pas nocives, sauf si elles sont consommées en excès. La difficulté consiste à connaître la limite à ne pas franchir. Je conseille généralement à mes patients d'utiliser des matières grasses insaturées (huiles végétales vierges de première pression à froid) dans leurs préparations culinaires et d'éviter autant que possible les fast-foods et plats préparés, dont ils ne peuvent contrôler la teneur et la composition en graisses. N'oubliez pas que certaines viandes qualifiées de maigres restent tout de même assez grasses (le steak ou l'entrecôte, par exemple) et que certains fromages peuvent contenir jusqu'à 70 % de matières grasses, mais que le jambon blanc sans couenne est l'une des viandes les plus maigres et que les fromages frais à 20 % et les yaourts entiers offrent une teneur en graisses extrêmement faible.

Les compléments nutritionnels

Il n'est pas indispensable de prendre des suppléments nutritionnels quand on suit le Régime anti-rétention d'eau. On pense généralement qu'une alimentation variée et de bonne qualité suffit à fournir tous les micronutriments, vitamines et minéraux nécessaires, ce qui se trouve être le cas pour autant que notre organisme n'a pas des besoins augmentés par des problèmes d'absorption et d'assimilation. Si vous vous alimentez sainement mais que vous enregistrez cependant certains des symptômes de déficits nutritionnels listés ci-dessous, cela signifie que vous avez sans doute des besoins particuliers en certains micronutriments qu'il faudrait dépister et corriger.

Une assurance tous risques

Que vous fassiez ou non partie de cette catégorie, je vous recommande, du moins pendant la Phase I du Régime anti-rétention d'eau, un programme de supplémentation qui va jouer le rôle d'une assurance tous risques. Imaginez une entreprise en faillite parce qu'elle n'a plus assez de trésorerie pour payer ses fournisseurs. Pour votre organisme, les nutriments représentent la trésorerie et les problèmes de santé équivalent à une faillite. Dans une entreprise en cessation de paiement, il reste toujours un peu de trésorerie, mais en même temps, pour payer les dettes, il aura fallu vendre du matériel, licencier du personnel et réduire le volume des stocks. Il est possible de relancer une entreprise en faillite, mais seulement si l'on apporte du capital frais. Une supplémentation nutritionnelle correspond à cette augmentation de capital.

Les différents symptômes de déficits nutritionnels

- Calculs rénaux ou urinaires
- Comportement instable et agressif
- Confusion mentale
- Crises de déprime sans cause apparente
- Douleurs menstruelles
- Fatigue chronique
- Hyperactivité des enfants
- Intolérances alimentaires ou sensibilisation chimique
- Maladie coronarienne
- Malformations des nouveau-nés
- Muguet

- Ostéoporose
- Peau ou cheveux en mauvais état
- Rétention d'eau (certains types)
- Rhumes et infections fréquents
- Sénilité
- Spasmophilie
- Stérilité (certains types)
- Symptômes de la ménopause
- Syndrome prémenstruel
- Troubles de la mémoire
- Troubles psychologiques (en relation avec un stress important)
- Troubles de la vision et de l'audition

Bien choisir son complément alimentaire

Lorsqu'on prend des compléments alimentaires, la prudence conseille de choisir, comme base, une préparation complète assurant les apports nutritionnels conseillés de vitamines et minéraux (ANC).

Mais certains nutriments ne sont pas répertoriés dans les recommandations officielles, aussi faut-il savoir que :

• La juste dose d'acide gras gamma-linoléique (GLA) est apportée par 250 mg d'huile d'onagre et de bourrache.

• La juste dose d'acide gras oméga-3 (EPA et DHA) est apportée par 250 mg d'huile de poisson.

• Les plantes suivantes sont riches en coumarine et en flavonoïdes, substances importantes pour renforcer la circulation sanguine et lymphatique :

* Cassis

* *Centella Asiatica*

* Ginkgo biloba

* Marron d'Inde

* Mélilot

* Petit houx

* Silymarine

* Vigne rouge

Les apports nutritionnels conseillés ou ANC

Les ANC (apports nutritionnels conseillés) varient d'un pays à l'autre et d'une époque à l'autre en fonction des nouvelles connaissances. En France, ils sont ainsi définis pour une femme adulte :

Vitamine A	600 µg/jour
Vitamine B1	1,1 mg/jour
Vitamine B2	1,5 mg/jour
Vitamine B3 ou PP (niacine)	11 mg/jour
Vitamine B5 (acide pantothénique)	5 mg/jour
Vitamine B6	1,5 mg/jour
Vitamine B9 (acide folique)	300 µg/jour
Vitamine B12	2,4 µg/jour
Vitamine C	110 mg/jour
Vitamine D	10 µg/jour
Vitamine E	13 mg/jour
Calcium	1 200 mg/jour
Chrome	50-70 µg/jour
Cuivre	1,5 mg/jour
Fer	16 mg/jour
Iode	150 mg/jour
Manganèse	2,5 mg/jour
Magnésium	6 mg/jour/kg de poids
Phosphore	750 mg/jour
Potassium	390-585 mg/jour
Sélénium	1 mg/jour/kg de poids
Silicium	5 mg/jour
Sodium	4 à 5 g/jour
Zinc	12 mg/jour

Il serait trop long de donner ici tous les détails des apports conseillés pour les différents groupes de population (hommes, femmes, femmes enceintes, femmes ménopausées, enfants de différents âges, adolescents et adolescentes, personnes âgées des deux sexes, sportifs, etc.) ainsi que de répertorier tous les aliments les plus riches en chaque micronutriment et de décrire tous les rôles que ces derniers jouent dans notre organisme. Mais si cela vous intéresse, procurez-vous la dernière édition des recommandations officielles : *Apports nutritionnels conseillés pour la population française*, Éditions TEC & DOC, 11, rue Lavoisier, 75008 Paris.

Tous les aliments en un coup d'œil : bons ou mauvais pour la rétention d'eau ?

Comptez le nombre de ✓ pour l'aliment qui vous intéresse : plus il en totalise, meilleurs sont ses effets sur la rétention d'eau.

Aliment	Peu allergène	Riche en protéines	Pauvre en mauvaises graisses	Pauvre en sodium	Pauvre en sucre ajouté	Aide le travail du foie	Bonne source de vitamine B6	Riche en magnésium	Riche en vitamines et minéraux	Riche en acides gras insaturés	Pauvre en acide arachidonique	Riche en flavonoïdes	Riche en coumarine	Riche en fibres
Avocat	✓	✓	✓	✓	✓		✓		✓	✓	✓			✓
Banane	✓		✓	✓	✓		✓	✓	✓		✓			✓
X Beurre salé					✓									
Betterave	✓		✓	✓	✓	✓			✓		✓			✓
X Bière			✓	✓	✓		✓				✓	✓		
X Boissons alcoolisées			✓	✓	✓									
X Boissons sucrées industrielles			✓		✓						✓			

Aliment	Peu allergène	Riche en protéines	Pauvre en mauvaises graisses	Pauvre en sodium	Pauvre en sucre ajouté	Aide le travail du foie	Bonne source de vitamine B6	Riche en magnésium	Riche en vitamines et minéraux	Riche en acides gras insaturés	Pauvre en acide arachidonique	Riche en flavonoïdes	Riche en coumarine	Riche en fibres
Brocoli	✓		✓	✓	✓	✓	✓	✓	✓		✓			✓
Cacahuètes non salées		✓	✓	✓	✓				✓		✓			
X Café	✓		✓	✓	✓									
Carotte	✓		✓	✓	✓				✓		✓			✓
Céleri	✓		✓	✓	✓				✓		✓	✓	✓	✓
X Chocolat au lait				✓										
* Chocolat noir	✓		✓	✓	✓			✓	✓		✓			
Chou	✓		✓	✓	✓	✓		✓	✓		✓	✓		✓
Chou de Bruxelles	✓		✓	✓	✓	✓		✓	✓		✓			✓

Aliment	Peu allergène	Riche en protéines	Pauvre en mauvaises graisses	Pauvre en sodium	Pauvre en sucre ajouté	Aide le travail du foie	Bonne source de vitamine B6	Riche en magnésium	Riche en vitamines et minéraux	Riche en acides gras insaturés	Pauvre en acide arachidonique	Riche en flavonoïdes	Riche en coumarine	Riche en fibres
Chou-fleur	✓		✓	✓	✓	✓			✓		✓			✓
X Crème				✓	✓									
Farine de soja	✓	✓	✓	✓	✓		✓	✓	✓	✓	✓			
Flocons d'avoine	✓		✓	✓	✓		✓	✓	✓	✓	✓			
Foie	✓	✓	✓	✓	✓		✓		✓					
X Fromage		✓			✓				✓					
Fruits	✓		✓	✓	✓				✓	✓	✓			
Fruits oléagineux (noix, amandes, etc.)	✓	✓	✓	✓	✓		✓	✓	✓	✓	✓			
Fruits rouges	✓		✓	✓	✓				✓		✓	✓		✓

Aliment	Peu allergène	Riche en protéines	Pauvre en mauvaises graisses	Pauvre en sodium	Pauvre en sucre ajouté	Aide le travail du foie	Bonne source de vitamine B6	Riche en magnésium	Riche en vitamines et minéraux	Riche en acides gras insaturés	Pauvre en acide arachidonique	Riche en flavonoïdes	Riche en coumarine	Riche en fibres
Fruits secs	✓		✓	✓	✓				✓		✓			✓
X Gâteaux et biscuits à la farine raffinée														
X Glaces				✓										
Gélatine	✓		✓	✓	✓	✓				✓				
X Hamburger		✓			✓									
Haricots	✓	✓	✓	✓	✓		✓		✓		✓	✓		✓
Huile d'olive	✓		✓	✓	✓									
X Jambon maigre	✓	✓	✓		✓		✓		✓					
Lait de chèvre ou de brebis	✓	✓		✓	✓				✓					

Aliment	Peu allergène	Riche en protéines	Pauvre en mauvaises graisses	Pauvre en sodium	Pauvre en sucre ajouté	Aide le travail du foie	Bonne source de vitamine B6	Riche en magnésium	Riche en vitamines et minéraux	Riche en acides gras insaturés	Pauvre en acide arachidonique	Riche en flavonoïdes	Riche en coumarine	Riche en fibres
Lait de soja	✓		✓	✓	✓			✓	✓	✓	✓			
X Lait de vache entier		✓	✓	✓	✓				✓					
Légumes	✓		✓	✓	✓				✓		✓	✓		
Lentilles	✓	✓	✓	✓	✓		✓		✓		✓			
X Margarine					✓									
Membrane blanche des agrumes	✓		✓	✓	✓				✓		✓	✓	✓	
X Œuf		✓	✓	✓	✓				✓		✓			✓
Oignons	✓		✓	✓	✓									
X Pain blanc		✓	✓		✓						✓			
Pain complet		✓	✓	✓	✓		✓	✓	✓	✓				✓

Aliment	Peu allergène	Riche en protéines	Pauvre en mauvaises graisses	Pauvre en sodium	Pauvre en sucre ajouté	Aide le travail du foie	Bonne source de vitamine B6	Riche en magnésium	Riche en vitamines et minéraux	Riche en acides gras insaturés	Pauvre en acide arachidonique	Riche en flavonoïdes	Riche en coumarine	Riche en fibres
X Pâtes blanches			✓	✓	✓						✓			
X Pâtes complètes			✓	✓	✓		✓	✓	✓	✓	✓			
X Pâte à frire					✓									
Persil	✓		✓	✓	✓				✓		✓	✓	✓	
Poissons blancs	✓	✓	✓	✓	✓			✓	✓		✓			
Poissons gras (saumon, hareng, sardine, thon, maquereau)	✓	✓	✓	✓	✓		✓	✓	✓	✓	✓			
Poivron	✓		✓	✓	✓				✓		✓		✓	
Pomme	✓		✓	✓	✓				✓		✓	✓		✓

Aliment	Peu allergène	Riche en protéines	Pauvre en mauvaises graisses	Pauvre en sodium	Pauvre en sucre ajouté	Aide le travail du foie	Bonne source de vitamine B6	Riche en magnésium	Riche en vitamines et minéraux	Riche en acides gras insaturés	Pauvre en acide arachidonique	Riche en flavonoïdes	Riche en coumarine	Riche en fibres
Pomme de terre	✓		✓	✓	✓				✓		✓			
Radis noir	✓		✓	✓	✓				✓		✓		✓	
Raisin noir	✓		✓	✓	✓				✓		✓	✓	✓	
X Riz blanc	✓	✓	✓	✓	✓									
Riz complet	✓	✓	✓	✓	✓		✓	✓	✓	✓	✓			
X Sucre et confiseries	✓		✓	✓										
X Thé	✓		✓	✓	✓						✓	✓		
Tofu	✓	✓	✓	✓	✓				✓	✓				
Tomates	✓		✓	✓	✓				✓		✓	✓		
0 Viande blanche	✓	✓	✓	✓	✓		✓		✓					

Aliment	Peu allergène	Riche en protéines	Pauvre en mauvaises graisses	Pauvre en sodium	Pauvre en sucre ajouté	Aide le travail du foie	Bonne source de vitamine B6	Riche en magnésium	Riche en vitamines et minéraux	Riche en acides gras insaturés	Pauvre en acide arachidonique	Riche en flavonoïdes	Riche en coumarine	Riche en fibres
X Viande rouge	✓	✓		✓	✓		✓							
X Vin rouge			✓	✓	✓				✓		✓	✓	✓	
X Yaourt maigre		✓	✓	✓	✓				✓					
Yaourt de soja	✓	✓	✓	✓	✓				✓		✓			

X Interdit en Phase I du Régime anti-rétention d'eau

* Interdit en Phase I du Régime anti-rétention d'eau, sauf en légère garniture de dessert

0 Interdit en Phase I du Régime anti-rétention d'eau, sauf si l'aliment est bio

Bien que tout le monde soit susceptible d'être allergique à n'importe quel aliment, 90 % des réactions d'intolérance sont déclenchées par le blé, les produits laitiers, la levure, les œufs, les additifs et colorants chimiques ainsi que par les aliments contenant ces ingrédients, même en infimes quantités.

CHAPITRE 10

Faites le point sur votre expérience du Régime anti-rétention d'eau

La plupart des informations contenues dans ce livre n'ont jamais été divulguées auparavant à des personnes essayant de perdre du poids. Pour faire progresser le traitement du surpoids dans ses différentes formes, la recherche est essentielle. Le meilleur moyen d'encourager le financement de telles études consiste à communiquer aux médecins, aux nutritionnistes et aux chercheurs une masse de cas concrets.

Si vous avez lu cet ouvrage et essayé le Régime anti-rétention d'eau, vos impressions nous seront précieuses. Afin d'aider d'autres personnes qui se battent contre ce problème, pouvez-vous répondre au questionnaire ci-dessous ? Si vous ne voulez pas découper ces pages, vous pouvez parfaitement noter vos réponses sur une feuille de papier. Merci mille fois pour votre contribution.

Envoyez vos réponses à :
Linda Lazarides
BCM Waterfall
London WC1N 3XX
Grande-Bretagne
e-mail: admin@waterfall2000.com

Vous pouvez aussi remplir le questionnaire sur le site Internet du Régime anti-rétention d'eau, *The Waterfall Diet*, où vous trouverez d'autres informations complémentaires.

Site Internet : http://www.soft.net.uk/waterfall2000/

1 – Quel était votre poids avant de commencer le Régime anti-rétention d'eau ?

2 – Combien pesez-vous maintenant ?

3 – Suiviez-vous un régime basses calories avant de commencer le Régime anti-rétention d'eau ?
☐ Oui ☐ Non

Si oui, à combien de calories par jour ?

4 – Combien de temps êtes-vous restée en Phase I ?

5 – Avez-vous été au bout de la Phase II ?

☐ Oui ☐ Non

6 – Comment avez-vous trouvé le Régime anti-rétention d'eau ?

☐ Impossible, j'ai abandonné au bout de ...... jours parce que...

....

☐ Très difficile mais j'ai réussi à continuer.

☐ Difficile au début mais de plus en plus facile.

☐ Pas plus difficile qu'un autre régime.

☐ Plus facile que d'autres régimes.

☐ Très facile.

7 – Comment le Régime anti-rétention d'eau vous a-t-il réussi en comparaison avec un régime basses calories ?

☐ Beaucoup mieux

☐ Pareil

☐ Moins

☐ Pas du tout efficace

8 – Quel type de rétention d'eau avez-vous identifié grâce aux questionnaires ?

☐ Allergique

☐ Déficit protéique

☐ Fatigue rénale

☐ Médicaments

☐ Pollution interne

☐ Insuffisance lymphatique ou capillaire

☐ Déficits en vitamines ou minéraux

9 – Pensez-vous que les médecins et les diététiciens devraient connaître les principes du Régime anti-rétention d'eau ?

☐ Oui ☐ Non

10 – Avez-vous d'autres remarques à faire sur votre expérience du Régime anti-rétention d'eau ?

Vos nom et adresse (facultatif)

Carnet d'adresses utiles

• Association des diététiciens de langue française
35, allée Vivaldi – 75012 Paris
Tél. : 01 40 02 03 02
Fax : 01 40 02 03 40
Pour avoir la liste des diététiciens tous secteurs (hospitaliers ou libéraux) ou obtenir des renseignements sur les formations.

• Association française des praticiens en drainage lymphatique manuel
8, rue Émile-Gilbert – 75012 Paris
Tél. : 01 43 42 04 68
Pour avoir la liste des praticiens en drainage lymphatique manuel ou obtenir des renseignements sur les formations.

• Conseil national de l'Ordre des médecins
180, boulevard Haussmann – 75008 Paris
Tél. : 01 53 89 32 00
Pour avoir la liste des médecins nutritionnistes proches de chez vous, chercher dans l'annuaire, rubrique Nutrition, sur le site Internet :
http://www.conseil-national.medecin.fr

• Faculté de médecine de Bobigny
UFR santé, médecine et biologie humaine
74, rue M.-Cachin – 93012 Bobigny Cedex
Tél. : 01 48 38 76 76
Cette faculté a une unité de recherche spécialisée dans les médecines naturelles et forme des médecins naturopathes.

• Faculté de médecine de Montpellier
2, rue de l'École-de-Médecine - 34000 Montpellier
Tél. : 04 67 60 10 00
Laboratoire de nutrition humaine
75, rue Cardomille – 34000 Montpellier
Tél. : 04 67 41 59 12
Cette faculté a une unité de recherche spécialisée en phytothérapie et en nutrition et forme des médecins phytothérapeutes et nutritionnistes.

• SFPA Société française de phyto-aromathérapie et Association des usagers : PHYTO 2000
19, boulevard Beauséjour – 75016 Paris
Tél. : 01 45 24 65 92
Pour obtenir des adresses de médecins phytothérapeutes formés à la théorie endocrinienne du terrain.
e-mail : sfpa@club-internet.fr
site Internet : http://perso.club-internet.fr/phyto200

• Syndicat national professionnel des diététiciens
95, rue de la Loubière – 13005 Marseille
Tél. : 04 91 47 95 36 et 04 91 48 10 45
Pour obtenir des adresses de diététiciens diplômés.

Dans la plupart des hôpitaux existent des services de nutrition où il est possible de consulter un spécialiste.

Remerciements

Je voudrais remercier les personnes suivantes pour l'aide qu'elles m'ont apportée dans la rédaction de ce livre. Tout d'abord, mes patients, qui m'ont fait prendre conscience de l'ampleur du problème que pose la rétention d'eau et du peu de compréhension qu'il rencontre. Merci aux médecins et aux chercheurs qui ont démontré en la matière le rôle que joue la nutrition et qui ont tenté de se faire entendre en publiant leurs travaux dans des journaux médicaux. Merci au Dr Jean Monro, pour son soutien et son concours toujours généreux ; à Health Interlink Ltd et au laboratoire Great Smokies, pour m'avoir enseigné les fonctions hépatiques ; à Wainwright Churchill, qui m'a envoyé par e-mail les arguments des adversaires des médecines naturelles ; à M. Y. Pang, de la pharmacie Payden, à Hailsham, pour ses conseils dans le chapitre sur les médicaments ; à Carolyn Gibbs, qui m'a livré ses délicieuses recettes de cuisine ; au Dr Judith Casley-Smith et au Dr Robert Woodward, pour leurs informations sur la coumarine ; à Pennie Hayes, qui a pris soin de mon bureau ; à Rita Quilan, du Centre de la nutrition, à Heathfield ; et à Rachel Winning, des éditions Piatkus, pour ses relectures avisées.

Bienêtre

6892

Composition Nord Compo
Achevé d'imprimer en France (Malesherbes)
par Maury-Imprimeur le 10 avril 2009.
Dépôt légal avril 2009. EAN 9782290326664
1er dépôt légal dans la collection : février 2004

Éditions J'ai lu
87, quai Panhard-et-Levassor, 75013 Paris
Diffusion France et étranger : Flammarion